救急現場活動シリーズ

特定行為

編　著　**安田　康晴**
　　　　広島国際大学保健医療学部教授

医学監修　**畑中　哲生**
　　　　救急救命九州研修所教授

　　　　田邉　晴山
　　　　救急救命東京研修所教授

へるす出版

序　文

　1991（平成3）年に救急搬送される傷病者の救命率向上を目的に救急救命士制度が制定されました。そしてその後、救急救命士の処置範囲は拡大し、2003（平成15）年に包括的指示による除細動の実施、2004（平成16）年に気管内チューブによる気道確保、2006（平成18）年にアドレナリンの投与、2009（平成21）年に自己注射が可能なアドレナリン製剤（エピペン®）によるアドレナリンの投与、2011（平成23）年にビデオ硬性喉頭鏡を用いた気管挿管の実施が可能となりました。さらに、2014（平成26）年から、特定行為に心肺機能停止状態でない重度傷病者に対する静脈路確保および輸液とブドウ糖溶液の投与が新たに加えられ、血糖測定が包括的指示での救急救命処置に加わりました。

　近年、救急出動件数、搬送件数は増加傾向にあり、救急救命士を含む救急隊員の社会的責任はますます重く、また期待も大きくなってきています。一方で、団塊の世代の退職に伴い、ベテランの救急救命士が大量に退職し、円滑な救急現場活動が十分に行えていない現状もあります。円滑な救急現場活動を遂行するために消防本部では救急救命士や救急隊員の教育についてさまざまな取り組みが行われています。また、総務省消防庁は「救急業務に携わる職員の生涯教育の指針」を公表し救急隊員の救急現場活動の技術の維持と向上を図っていますが、そこには救急救命士の行う特定行為については触れられていません。特定行為に関する教書は少なく、特定行為の知識や技術の向上は現場経験のある救急救命士からの伝承に頼ることが多く、加えて救急隊員の編成上、全員が救急救命士であることはきわめて珍しく、特定行為をサポートする救急隊員の知識や技術の向上も不可欠となっています。

　本書は、救急現場で迅速かつ的確な特定行為が行えるよう、特定行為を行う救急救命士はもちろんのこと、それをサポートする救急隊員も同時に学べるよう、また救急救命士養成中の学生にとっても特定行為の基本が学べるように、イラストや写真を多く取り入れわかりやすく解説し、技術確認のためにスキルチェックシートも加えました。本書は基本的な知識と手技を解説していますが、地域メディカルコントロール協議会や養成施設等で、手技や手順など細かな相違点があれば逐次修正し活用してください。

　本書で得た知識と技術が救急現場活動で活かされ、傷病者の救命率向上や病態の改善の一助となることを切に願うものです。

　最後に本書を作成するにあたりお忙しい中、医学的に監修いただいた救急救命九州研修所畑中哲生先生、救急救命東京研修所田邉晴山先生に深く感謝いたします。

平成27年11月吉日
広島国際大学保健医療学部
医療技術学科救急救命学専攻
教　授　**安田　康晴**

目 次

はじめに ─── 1

I 救急救命処置と特定行為 ─── 3
- **A** 救急救命処置とは　3
- **B** 特定行為とは　4
- **C** 包括的指示と具体的指示　5

II 声門上気道デバイスを用いた気道確保 ─── 6
- **A** 声門上気道デバイスの種類と使用上の注意点　6
  1. 声門上気道デバイス挿入の注意点　7
  2. 人工呼吸器へ接続する時の注意点　7
- **B** ラリンゲアルマスク　9
  1. 注意点　9
  2. ラリンゲアルマスク挿入の手順　9
- **C** i-gel　11
  1. 注意点　11
  2. i-gel挿入の手順　11
- **D** ラリンゲルチューブ®　13
  1. 注意点　13
  2. ラリンゲルチューブ®挿入の手順　13
- **E** コンビチューブ®　15
  1. 注意点　15
  2. コンビチューブ®挿入の手順　15
- **F** スミウェイWB®　17
  1. 注意点　17
  2. スミウェイWB®挿入の手順　17

III 気管内チューブによる気道確保 ─── 19
- **A** 気管挿管　19
  1. 気管挿管の適応　20
  2. 気管挿管の合併症　20
  3. 人口呼吸器へ接続する時の注意点　21

    4. 気管挿管の手順　*21*

  B　ビデオ硬性喉頭鏡による気管挿管　*26*
    1. エアウェイスコープ®　*26*
    2. エアトラック®（AIRTRAQ®）　*30*
    3. ビデオ硬性喉頭鏡による気管挿管が困難な場合　*32*

IV　静脈路確保　*33*

  A　輸液回路の準備　*33*
    1. 静脈路確保に必要な器材　*33*
    2. 輸液の温度管理　*37*
    3. 輸液回路準備の手順　*38*

  B　静脈路確保　*40*
    1. 目的と適応　*40*
    2. 穿刺・確保する静脈　*40*
    3. 穿刺静脈の特徴と注意点　*41*
    4. 穿刺・確保する静脈の選択　*42*
    5. 駆血のタイミングと駆血帯の装着方法　*43*
    6. 穿刺時の注意点　*43*
    7. 静脈可視化装置　*44*
    8. 静脈路確保の確認　*45*
    9. 静脈路確保後の注意点　*45*
    10. 輸液バッグの保持　*46*
    11. 輸液量の算出　*46*
    12. 各種病態に対する輸液量と目標とする血圧　*47*
    13. 静脈路確保の手順　*47*

V　薬剤投与　*50*

  A　心停止傷病者へのアドレナリン投与　*50*
    1. 目　的　*50*
    2. 適　応　*50*
    3. アドレナリンの薬理作用　*51*
    4. アドレナリン製剤　*51*

5. アドレナリンによる合併症　*52*
   6. アドレナリンの保存と管理　*52*
   7. アドレナリン投与の手順　*54*
 B　ブドウ糖溶液の投与　*56*
   1. 目　的　*56*
   2. 適　応　*56*
   3. 50%ブドウ糖注射液　*58*
   4. 50%ブドウ糖注射液による合併症　*58*
   5. ブドウ糖溶液投与の注意点　*59*
   6. ブドウ糖溶液の投与の手順　*60*

おわりに　61

付録　チェックシート　62

はじめに

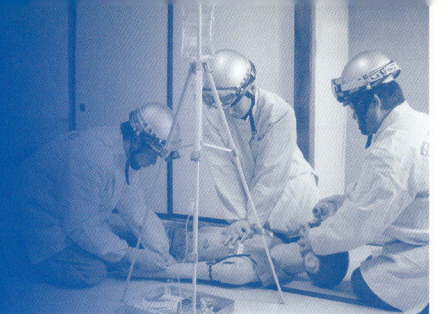

　1991（平成3）年に救急搬送される傷病者の救命率向上を目的に救急救命士制度が制定された。救急救命士は、「医師の指示の下に、救急救命処置を行うことを業とする者」とされ、診療の補助として医療行為を行うことが許されている（救急救命士法第2条第2項）。

　救急救命士の処置範囲は拡大し、2003（平成15）年に包括的指示による除細動の実施、2004（平成16）年に気管内チューブによる気道確保、2006（平成18）年にアドレナリンの投与、2009（平成21）年に自己注射が可能なアドレナリン製剤（エピペン®）によるアドレナリンの投与、2011（平成23）年にビデオ硬性喉頭鏡を用いた気管挿管の実施が可能となった。さらに、2014（平成26）年から、特定行為に心肺機能停止状態でない重度傷病者に対する乳酸リンゲル液を用いた静脈路確保および輸液とブドウ糖溶液の投与が新たに加えられ、血糖測定が包括的指示での救急救命処置に加わった。

　新たに加わった特定行為は、対象傷病者が心肺機能停止状態ではない重度傷病者であるということが重要な点である。救急救命士制度制定時から心肺機能停止状態の傷病者の救命率向上を目的としていたため、従来は心肺機能停止状態の傷病者に対して搬送途上から除細動や気管挿管、静脈路確保などを行い、救命率の向上に資することが目的とされていた。新たに加わった処置拡大は心肺機能停止前の傷病者を対象としたものであるが、そのうちの1つである「心肺機能停止前の静脈路確保および輸液」は、搬送途上でショック状態の傷病者に処置を行うことで重篤化を防ぐ、つまり心肺停止状態に陥らせないことを目的としており、救命率の向上という救急救命士制度制定時の目的と一致している行為である。

　しかし、従前の心肺機能停止状態の傷病者とは異なり、適切な救急救命処置を行わなければ、傷病者の病状を悪化させる可能性もあり、心肺機能停止状態でない傷病者に対して行う静脈路確保や輸液、ブドウ糖溶液の投与を行うには今まで以上に慎重かつ適切な判断が求められる。さらに対象症例によって異なるが、観察・判断・処置による現場滞在時間の延長は、決して傷病者にとって利益となるものではなく、適切な観察・判断と迅速な特定行為を行い、早期に医療機関へ搬送する知識と技術が必要とされる。

　特定行為は救急救命士が行う処置ではあるが、資器材の準備や関係者への説明など、救急救命士をサポートする隊員もその知識や技術の理解が必要である。例えば手術室で執刀するのは医師であるが、それをサポートする看護師や臨床検査技師などの医療職は医師と同様にそれらの病態や疾患、術式についての知識と適切なサポートができるように日々訓練を行っている。いわゆるチーム医療である。救急隊もチームである。「特定行為は救急救命士に任せておけばよい」ではなく、チーム全体として傷病者の利益に資するために、特定行為についての知識や技術を磨き、国民の生命を守るという救急活動の目的を遂行しなければならない。

　なお、本書に用いる用語については、厚生労働省および消防庁の通知に基いている。そのため、各種ガイドラインなどとは一部用語表記が異なることをご承知置きいただきたい。

特定行為の変遷

年	特定行為	対象傷病者
1991年 （平成3年）	**救急救命士制度制定** ・半自動式除細動器による除細動 ・器具を用いた気道確保（声門上気道デバイス） ・乳酸リンゲル液を用いた静脈路確保のための輸液	心臓機能停止 または 呼吸機能停止の状態
2003年 （平成15年）	・包括的指示下での除細動	心臓機能停止 または 呼吸機能停止の状態
2004年 （平成16年）	・気管内チューブによる気道確保	心臓機能停止 および 呼吸機能停止の状態
2006年 （平成18年）	・アドレナリンの投与	心臓機能停止
2011年 （平成23年）	・ビデオ硬性喉頭鏡を用いた気管挿管	心臓機能停止 および 呼吸機能停止の状態
2014年 （平成26年）	・静脈路確保および輸液 ・ブドウ糖溶液の投与	心肺機能停止前

I 救急救命処置と特定行為

A 救急救命処置とは

　救急救命処置とは、「その症状が著しく悪化するおそれがあり、又はその生命が危険な状態にある傷病者（以下「重度傷病者」という）が病院又は診療所に搬送されるまでの間に、当該重度傷病者に対して行われる気道の確保、心拍の回復その他の処置であって、当該重度傷病者の症状の著しい悪化を防止し、又はその生命の危険を回避するために緊急に必要なもの」としている（救急救命士法第2条第1項）。気管挿管や薬剤投与、静脈路確保などが救急救命処置の代表例となるが、これらの比較的高度な処置のみが救急救命処置に該当するわけではない。例えば、血圧の測定や酸素投与なども救急救命処置として位置づけられている。

救急救命処置

・自動体外式除細動器による除細動	・ショックパンツの使用による血圧の保持および下肢の固定
・<u>乳酸リンゲル液を用いた静脈路確保のための輸液</u>	・自動式心マッサージ器の使用による体外式胸骨圧迫心マッサージ
・<u>食道閉鎖式エアウェイ、ラリンゲアルマスクまたは気管内チューブによる気道確保</u>	・特定在宅療法継続中の傷病者の処置の維持
・<u>アドレナリンの投与</u>	・口腔内の吸引
・<u>乳酸リンゲル液を用いた静脈路確保および輸液</u>	・経口エアウェイによる気道確保
・<u>ブドウ糖溶液の投与</u>	・バッグ・バルブ・マスクによる人工呼吸
・精神科領域の処置	・酸素吸入器による酸素投与
・小児科領域の処置	・気管内チューブを通じた気管吸引
・産婦人科領域の処置	・用手法による気道確保
・自己注射が可能なアドレナリン製剤によるアドレナリンの投与	・胸骨圧迫
・血糖測定器（自己検査用グルコース測定器）を用いた血糖測定	・呼気吹込み法による人工呼吸
・聴診器の使用による心音・呼吸音の聴取	・圧迫止血
・血圧計の使用による血圧の測定	・骨折の固定
・心電計の使用による心拍動の観察および心電図伝送	・ハイムリック法および背部叩打法による異物の除去
・鉗子・吸引器による咽頭・声門上部の異物の除去	・体温・脈拍・呼吸数・意識状態・顔色の観察
・経鼻エアウェイによる気道確保	・必要な体位の維持、安静の維持、保温
・パルスオキシメーターによる血中酸素飽和度の測定	

＊下線は医師の具体的指示を必要とする救急救命処置

B. 特定行為とは

　特定行為は、救急救命処置のうち医師の具体的指示を受けなければ行ってはならない処置である（救急救命士法第44条第1項）。

特定行為の具体的内容、具体的指示の例

項　　目	処置の具体的内容	具体的指示の例
乳酸リンゲル液を用いた静脈路確保のための輸液	留置針を利用して、上肢においては①手背静脈、②橈側皮静脈、③尺側皮静脈、④肘正中皮静脈、下肢においては①大伏在静脈、②足背静脈を穿刺し、乳酸リンゲル液を用い、静脈路を確保するために輸液を行う	静脈路確保の適否、静脈路確保の方法、輸液速度等
食道閉鎖式エアウェイ、ラリンゲアルマスクまたは気管内チューブによる気道確保	食道閉鎖式エアウェイ、ラリンゲアルマスクまたは気管内チューブを用い、気道確保を行う	気道確保の方法の選定、（酸素投与を含む）呼吸管理の方法等
アドレナリンの投与[*1]	アドレナリンの投与を行う[*1]	薬剤の投与量、回数等
乳酸リンゲル液を用いた静脈路確保および輸液	留置針を利用して、上肢においては①手背静脈、②橈側皮静脈、③尺側皮静脈、④肘正中皮静脈、下肢においては①大伏在静脈、②足背静脈を穿刺し、乳酸リンゲル液を用い、静脈路を確保し、輸液を行う	静脈路確保の適否、静脈路確保の方法、輸液速度等
ブドウ糖溶液の投与	低血糖発作が疑われる患者に対し血糖測定[*2]を行い、低血糖が確認された場合、静脈路を確保し、ブドウ糖溶液の投与を行う	薬剤の投与の適否、薬剤の投与量等

[*1] 自己注射が可能なアドレナリン製剤によるアドレナリンの投与を除く
[*2] 血糖測定は非特定行為
〔救急救命処置の範囲等について、平成4年3月13日、指第17号、厚生省健康政策局指導課長最終改正平成26年1月31日より引用・改変〕

特定行為の対象傷病者			
項　目	心臓機能停止 および 呼吸機能停止状態	心臓機能停止 または 呼吸機能停止状態	心肺機能停止前
乳酸リンゲル液を用いた静脈路確保のための輸液	○	○	○
食道閉鎖式エアウェイ、ラリンゲアルマスクによる気道確保	○	○	
気管内チューブによる気道確保	○		
アドレナリンの投与*	○	心臓機能停止の場合のみ○	
ブドウ糖溶液の投与			○

*自己注射が可能なアドレナリン製剤によるアドレナリンの投与を除く
〔救急救命処置の範囲等について、平成4年3月13日、指第17号、厚生省健康政策局指導課長最終改正平成26年1月31日より引用・改変〕

Point!
※特定行為と対象傷病者の状態を理解する。
　および＝心臓機能停止と呼吸機能停止のどちらも＝ and
　または＝心臓機能停止と呼吸機能停止のどちらか一方＝ or

C. 包括的指示と具体的指示

　救急救命処置には医師の包括的指示下で実施できる処置と医師の具体的指示を必要とする処置とがある。
　包括的指示とは、傷病者に関する対応をあらかじめ一定の範囲で定めておく医師の事前の指示で、プロトコールなどにより救急救命処置の手順が定められている。
　具体的指示とは、救急現場で活動する救急救命士が指示を出す医師（指示医師）に代行して医療行為を行うために必要とされる指示である。したがって、救急現場から指示医師へ特定行為の指示を受けるためには、傷病者の全身状態や心電図、聴診器による呼吸の状況など、指示を与えるために必要な医療情報が無線や電話等で理解できるように医師に伝えなければならない。

※心肺機能停止状態とは
　心肺機能停止の状態は、心臓機能または呼吸機能が停止しているか否かで判定する。心臓機能停止とは、心電図において、心室細動や心静止、無脈性電気活動、無脈性心室頻拍の場合または臨床上意識がなく、総頸動脈や大腿動脈（乳児の場合は上腕動脈）の拍動が触れない状態である。呼吸機能停止とは、観察や聴診器等により、自発呼吸をしていないことが確認された状態である。

Ⅱ 声門上気道デバイスを用いた気道確保

A 声門上気道デバイスの種類と使用上の注意点

　人工呼吸を前提として気道を確保するために用いる器具のうち、声門上に開口するタイプの器具（デバイス）を総称して声門上気道デバイスと呼ぶ。声門上気道デバイスには、喉頭周囲にカフをあて気管へ空気を流入させるタイプと、食道と咽頭をカフで閉鎖し、食道から胃への空気の流入を遮断し気管へ送るタイプとがある。

　声門上気道デバイスを用いた気道確保の目的は、バッグ・バルブ・マスクによる人工呼吸を継続し搬送すると他の処置ができない場合や搬送中に換気が中断する場合、または、用手的に気道が確保できない場合に、携帯用人工呼吸器を接続し他の処置や継続した換気を行うためである。

　適応は、呼吸機能停止または心臓機能停止の傷病者であり、特定行為であるため医師の具体的指示下において行う。また、胸骨圧迫と換気について、『JRC蘇生ガイドライン2010』では、「適切な換気が可能なら」非同期で換気するとしている。

声門上気道デバイスのタイプと種類

声門上気道デバイスのタイプ	声門上気道デバイスの種類
喉頭周囲にカフをあてるタイプ	ラリンゲアルマスク　　i-gel
食道と咽頭を閉鎖するタイプ	コンビチューブ®　　ラリンゲルチューブ®　　スミウェイWB®

1．声門上気道デバイス挿入の注意点

　声門上気道デバイスは、気管挿管と異なり喉頭展開や頸部の伸展の必要がなく、盲目的な挿入が可能になるよう設計されている。声門上気道デバイスの多くは、構造上、気管挿管時に行う喉頭展開やスニッフィングポジションにすると挿入しづらくなる。声門上気道デバイスを挿入する時は、過度に頭部後屈をせず、気道確保器具の先端を硬口蓋に沿わせるようにし、咽頭・食道へ挿入しやすいポジションにする。

声門上気道デバイス挿入時は喉頭展開をしない

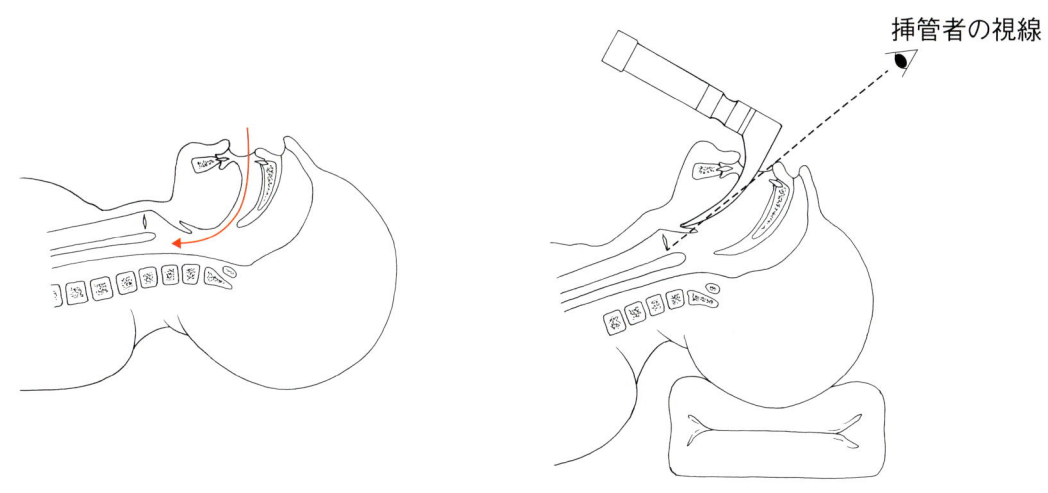

声門上気デバイス挿入のポジション　　　気管挿管のポジション

声門上気道デバイスと気管挿管時の挿入ポジションの違い

Point!
※声門上気道デバイスを挿入する時は喉頭展開をしない。

2．人工呼吸器へ接続する時の注意点

　死腔（dead space）とは体内で空気が流通する経路のうち、肺胞でのガス交換によらない部分の腔のことである。口腔や鼻腔、咽頭・喉頭、気管・気管支の内腔が死腔にあたる。標準的体格の成人では、生理的状態で約150 mL、気管挿管された状態で約90 mLあるとされる。

　搬送用人工呼吸器は本体と接続バルブが1 m前後の蛇管で接続されている。本体から送気された呼吸ガス（酸素）は蛇管から気道デバイス（声門上気道デバイスや気管内チューブ）を通って肺に向かう一方、肺からの呼気は蛇管先端の排気バルブから直接排出される。この場合、吸気と呼気の両方の経路となっている気道デバイス内腔は死腔となるが、吸気のみが通過する蛇管は死腔とはならない。

　接続バルブと気道デバイスとの間に余分な蛇管を介入させると、その蛇管の内腔は死腔となる。一部の搬送用人工呼吸器では接続バルブに既定の蛇管が付属しているものもあるが、この付属の蛇管には内径の細いものが使用されており、これによって付加される死腔が小さくなるように工夫されている。付属の蛇管以外の蛇管を接続バルブと気道デバイスの間に接続すると、その内腔が死腔に付加され、人工呼吸器に設定した

1回換気量のほとんどが死腔換気となるため、接続バルブと気道デバイスの間に蛇管を介入させてはならない。

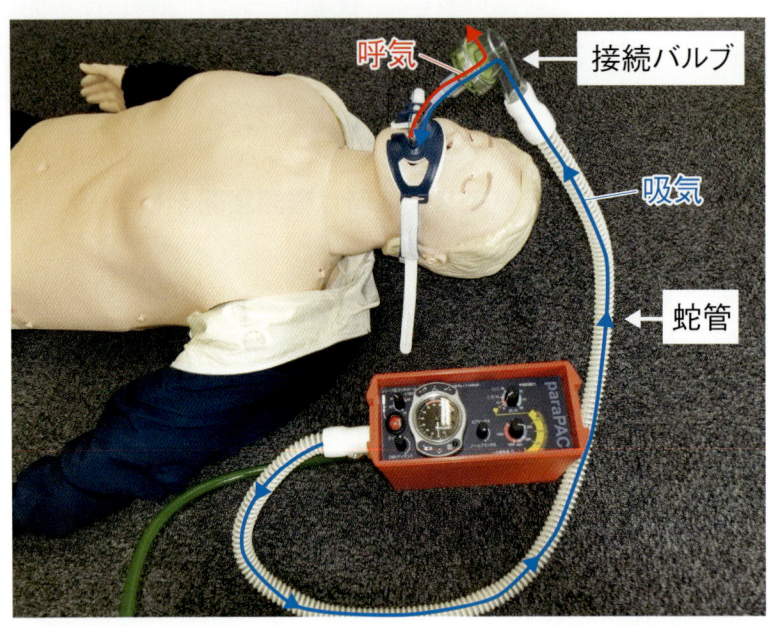

人工呼吸器と気道デバイスを接続した際の呼気・吸気の流れ

B ラリンゲアルマスク

空気を注入したカフが喉頭周囲を覆い、換気を行う声門上気道デバイスで、リユーザブルタイプからディスポーザブルタイプまでさまざまな種類がある。なお、傷病者の体重に応じたサイズがあるので、使用時は適応するサイズを選定する。

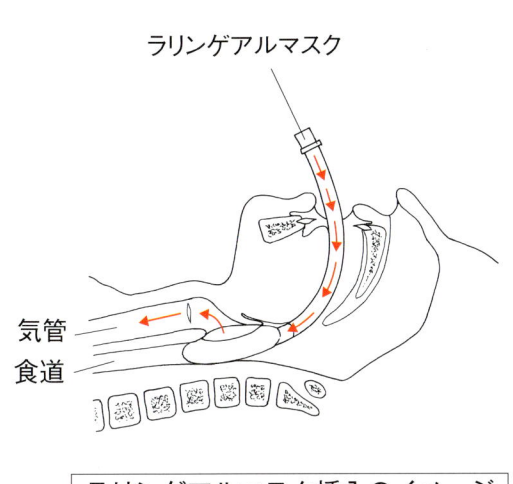

ラリンゲアルマスク挿入のイメージ

サイズと適応体重の目安

サイズ	適応体重の目安	
1	新生児・乳幼児	5kg 未満
1.5	乳幼児・小児	5～10kg
2	小児	10～20kg
2.5	小児	20～30kg
3	小児/成人	30～50kg
4	成人	50～70kg
5	成人	70～100kg
6	成人	100kg 以上

1．注意点
1）胃内容物の逆流に弱いため、胃膨満や溺水などの場合は別のデバイスを使用する
2）咽頭の密着性が高くないためカフ周辺から空気漏れを生じることがある。空気漏れが生じる例を以下に示す
　①高い圧での送気
　②挿入時のマスク先端のめくれ
　③搬送時の振動や体動での位置のずれ
　④扁桃肥大などの気道の形状による密着性の低下
　⑤気管支喘息や肥満、胸骨圧迫中など気道内圧が高い傷病者
3）人工呼吸器を接続して使用する場合は、呼吸回路の重みが直接加わるとチューブのずれや回路のねじれによる閉塞が生じる

2．ラリンゲアルマスク挿入の手順
1）カフに空気を注入し、カフの変形と空気漏れを確認する
2）パイロットバルーンをつまみ、空気漏れがないかを確認する
3）カフを示指・中指・環指で押さえて脱気し、挿入しやすい形状にする
4）カフの背面に潤滑ゼリーを塗布する
5）カフの先端がめくれないように硬口蓋に沿わせ正中に挿入する
6）チューブを挿入後さらにチューブ先端を咽頭奥に挿入する

7）パイロットバルーンから空気を挿入する
8）バッグ・バルブ・マスクに接続し、送気音および胸部の挙上を確認する
9）テープで正中位に固定する。ラリンゲアルマスクは正中位からずれると空気漏れを起こしやすいため、チューブの両側にバイトブロックを入れ固定するとよい

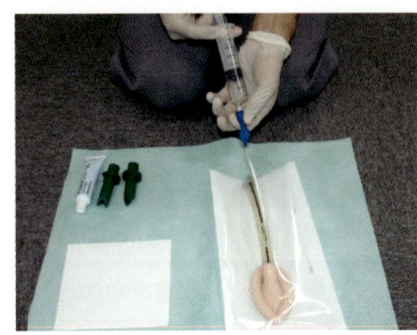

1．カフに空気を注入し、カフの変形と空気漏れを確認し、パイロットバルーンをつまみ、空気漏れがないか確認する

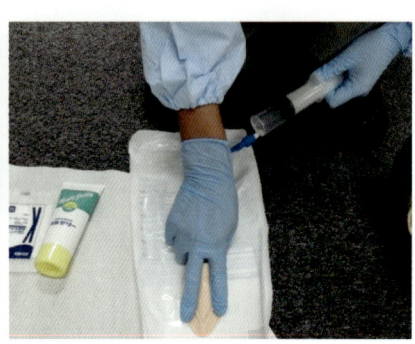

2．カフを示指・中指・環指で押さえ脱気し、挿入しやすい形状にする

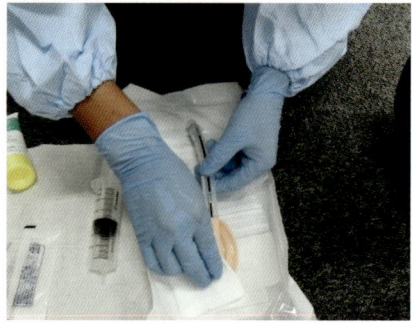

3．カフの背面に潤滑ゼリーを塗布する

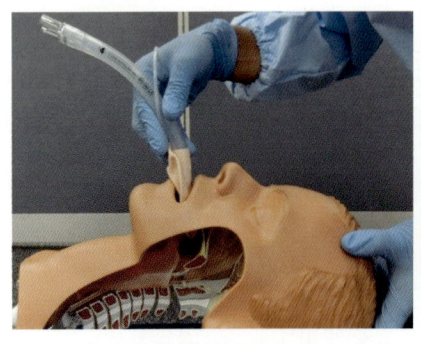

4．カフの先端がめくれないように硬口蓋に沿わせ正中に挿入する

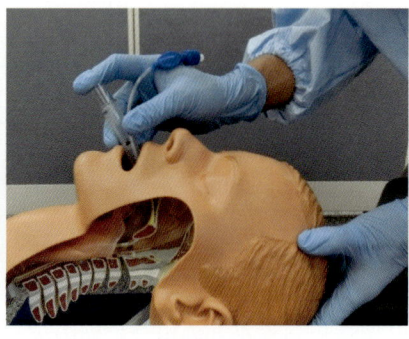

5．チューブを挿入後さらにチューブ先端を咽頭奥に挿入する

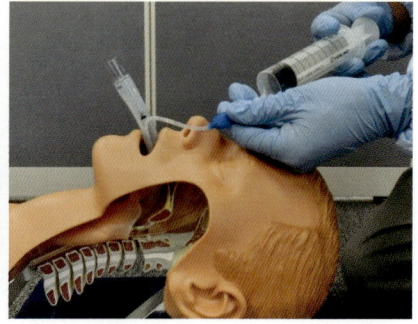

6．パイロットバルーンから空気を挿入後、バッグ・バルブ・マスクに接続し、送気音および胸部の挙上を確認する

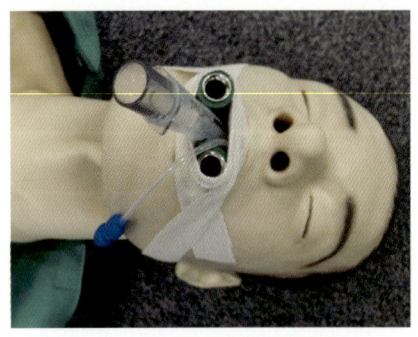

7．テープで正中位に固定する

ラリンゲアルマスク挿入の手順

C i-gel

　喉頭周囲を覆う非膨張性マスクがゴム様ゲル素材でできており、カフを空気で膨らませる必要がない声門上気道デバイスである。傷病者の体重に応じたサイズがあるので、使用時は適応するサイズを選定する。

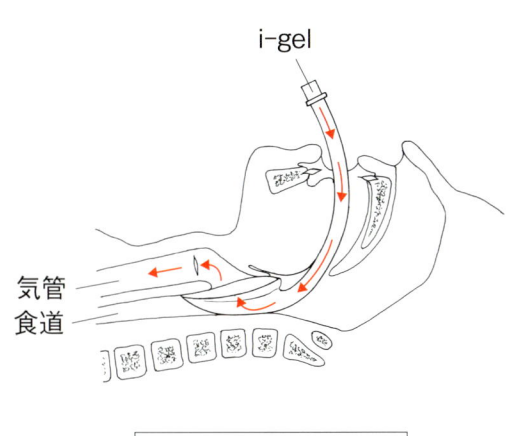

i-gel 挿入のイメージ

サイズと適応体重の目安

サイズ	適応体重の目安	
1	新生児	2〜5kg
1.5	新生児・小児	5〜12kg
2	小児	10〜25kg
2.5	小児・成人（小）	25〜35kg
3	成人（小）	30〜60kg
4	成人（中）	50〜90kg
5	成人（大）	90kg以上

1．注意点

1）胃内容物の逆流に弱いため、胃膨満や溺水などの場合は別のデバイスを使用する
2）咽頭の密着性が高くないためカフ周辺から空気漏れを生じることがある。空気漏れが生じる例を以下に示す
　①高い圧での送気
　②搬送時の振動や体動での位置のずれ
　③扁桃肥大などの気道の形状による密着性の低下
　④気管支喘息や肥満、胸骨圧迫中など気道内圧が高い傷病者
3）人工呼吸器を接続して使用する場合は、呼吸回路の重みが直接加わるとチューブのずれが生じる

2．i-gel 挿入の手順

1）カフの背面、両側面および前部に潤滑ゼリーを塗布する
2）バイトブロックの部分を把持し、硬口蓋に沿って挿入する
3）抵抗があればカフ先端を少し回転させながら挿入する。挿入できない場合は速やかに抜去する
4）バッグ・バルブ・マスクに接続し、送気音および胸部の挙上を確認する
5）テープで正中位に固定する

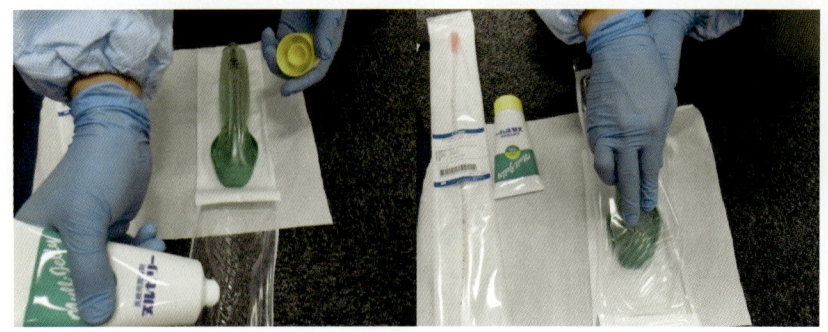

1．カフの背面、両側面および前部に潤滑ゼリーを塗布する

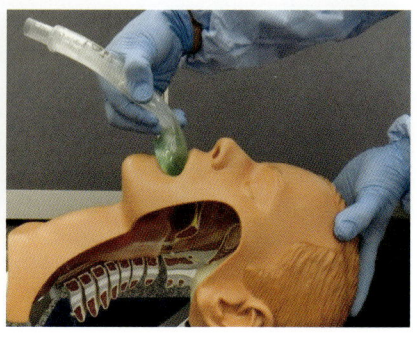

2．バイトブロックの部分を把持し、硬口蓋に沿って挿入する

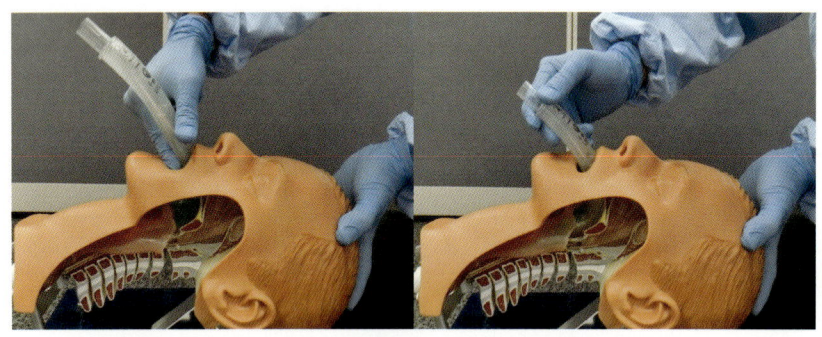

3．抵抗があればカフ先端を少し回転させながら挿入する。バッグ・バルブ・マスクに接続し、送気音および胸部の挙上を確認する

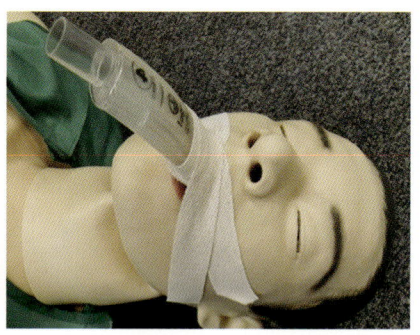

4．テープで正中位に固定する

i-gel 挿入の手順

D　ラリンゲルチューブ®

　チューブの先端の食道カフで食道を、咽頭カフで咽頭部を塞ぎ、その中間の換気口から気管へ換気する声門上気道デバイスである。食道カフと咽頭カフはつながっているため1回の注入で両方のカフを膨らませることができる。傷病者の体重に応じたサイズがあるので、使用時は適応するサイズを選定する。

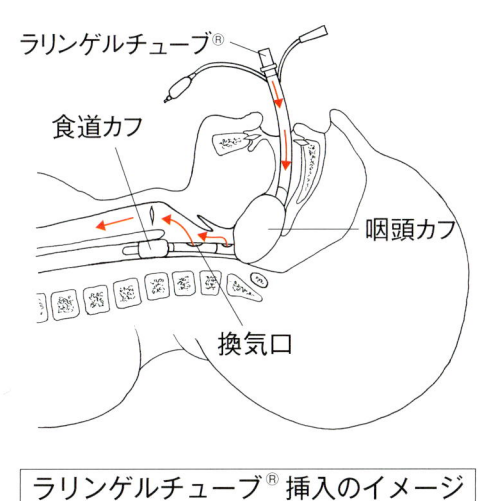

ラリンゲルチューブ®挿入のイメージ

サイズと適応体重と身長の目安

サイズ	適応体重と身長	
0	新生児	5kgまで
1	幼児	5～12kg
2	小児	12～25kg
2.5	小児	125～150cm
3	成人（小）	155cm未満
4	成人（中）	155～180cm
5	成人（大）	180cm以上

1．注意点
1）胃内容物の逆流に弱い
2）咽頭の密着性が高くないためカフ周辺から空気漏れを生じることがある。空気漏れが生じる例を以下に示す
　①高い圧での送気
　②搬送時の振動や体動での位置のずれ
　③扁桃肥大などの気道の形状による密着性の低下
　④気管支喘息や肥満、胸骨圧迫中など気道内圧が高い傷病者
3）人工呼吸器を接続して使用する場合は、呼吸回路の重みが直接加わるとチューブのずれや回路のねじれによる閉塞が生じる

2．ラリンゲルチューブ®挿入の手順
1）カフに空気を注入し、カフの変形と空気漏れを確認する
2）パイロットバルーンをつまみ、空気漏れがないかを確認する
3）空気漏れを確認後、カフの空気を抜く
4）換気口を塞がないよう注意し、潤滑ゼリーを咽頭カフと食道カフの両方に塗布する
5）頭位を中間位にし、片手で舌と下顎を軽く持ち上げる
6）チューブ先端を硬口蓋の曲面に沿わせ挿入する。挿入時に抵抗がある場合は速やかに抜去する
7）ティースマーク（黒いライン）が門歯に位置するまで挿入する
8）サイズに合った量の空気を注入する

9）バッグ・バルブ・マスクに接続し、送気音および胸部の挙上を確認する
10）テープで正中位に固定する

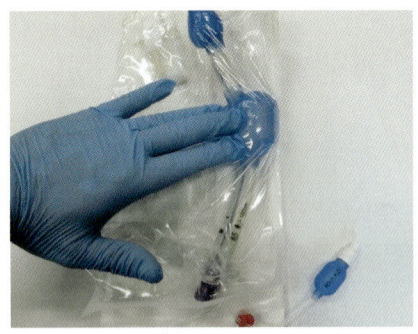

1．カフに空気を注入し、カフの変形と空気漏れを確認する

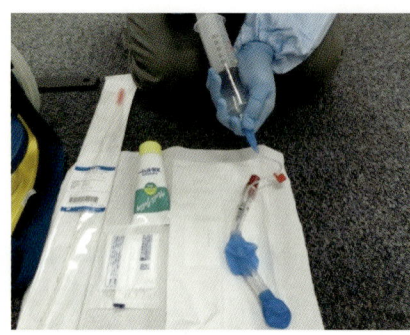

2．パイロットバルーンをつまみ空気漏れがないかを確認後、カフの空気を抜く

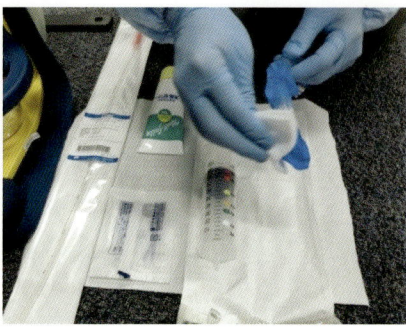

3．換気口を塞がないよう注意し、潤滑ゼリーを咽頭カフと食道カフの両方に塗布する

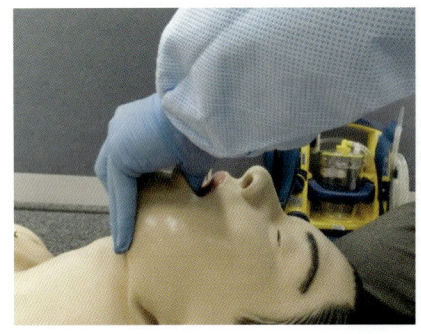

4．頭位を中間位にし、片手で舌と下顎を軽く持ち上げる

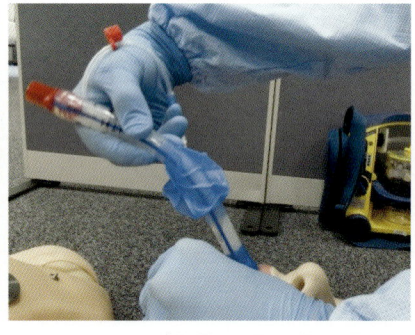

5．チューブ先端を硬口蓋の曲面に沿わせ挿入する

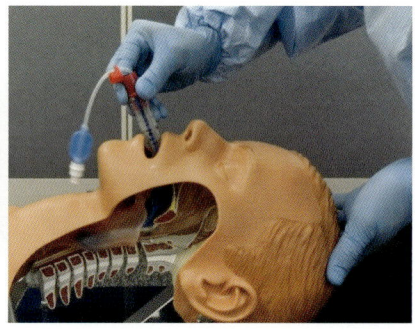

6．ティースマーク（黒いライン）が門歯に位置するまで挿入する

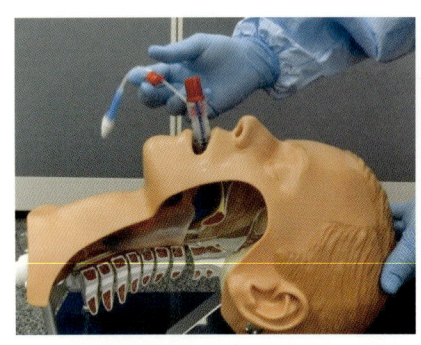

7．サイズに合った量の空気を注入後、バッグ・バルブ・マスクに接続し、送気音および胸部の挙上を確認する

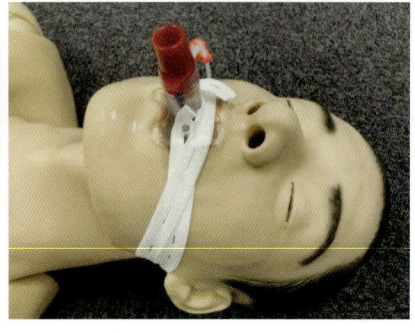

8．テープで正中位に固定する

ラリンゲルチューブ®挿入の手順

E　コンビチューブ®

　食道または気管のいずれに挿入されても気道の確保が行える声門上気道デバイスである。チューブが気管に挿入された場合は抜去する。傷病者の体重に応じたサイズがあるので、使用時は適応するサイズを選定する。

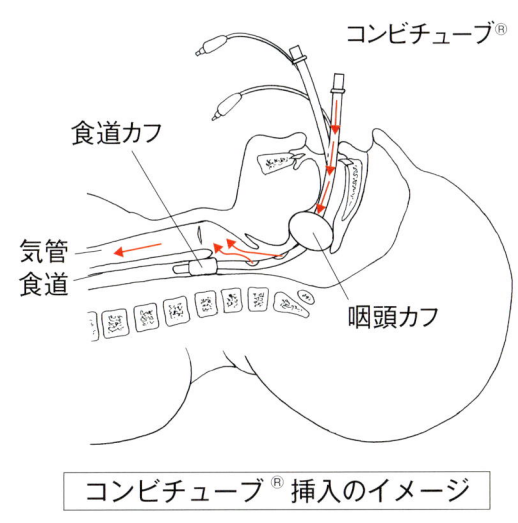

コンビチューブ®挿入のイメージ

サイズと適応身長の目安	
サイズ	適応身長の目安
SA サイズ	122〜155 cm
標準サイズ	150 cm 以上

1．注意点

1）食道疾患のある傷病者への使用は避ける
2）無理やり挿入するとチューブ先端で口腔粘膜や食道粘膜の損傷を引き起こすので、挿入時に抵抗を感じたら無理に挿入せずに他の気道確保器具に変更する
3）カフの過剰な膨張は、食道粘膜損傷などの合併症を生じるので、適切な空気量を注入する
4）人工呼吸器を接続して使用する場合は、呼吸回路の重みが直接加わるとチューブのずれや回路のねじれによる閉塞が生じる

2．コンビチューブ®挿入の手順

1）咽頭カフ用パイロットバルーン（青色）と食道カフ用パイロットバルーン（白色）から空気を注入し、カフの変形と空気の漏れを確認する
2）パイロットバルーンをつまみ、空気漏れがないかを確認する
3）カフの空気を抜き、チューブの食道カフから咽頭カフの下半分まで潤滑ゼリーを塗布する
4）傷病者の頭位を中間位とし、片手で舌と下顎を軽く持ち上げる
5）チューブ先端を硬口蓋の曲面に沿わせ挿入する。挿入時に抵抗がある場合は速やかに抜去する
6）リングマークが門歯に位置するまで挿入する
7）咽頭カフ（青色）、次いで食道カフ（白色）に空気を入れる
8）バッグ・バルブ・マスクに接続し、送気音および胸部の挙上を確認する
9）テープで正中位に固定する

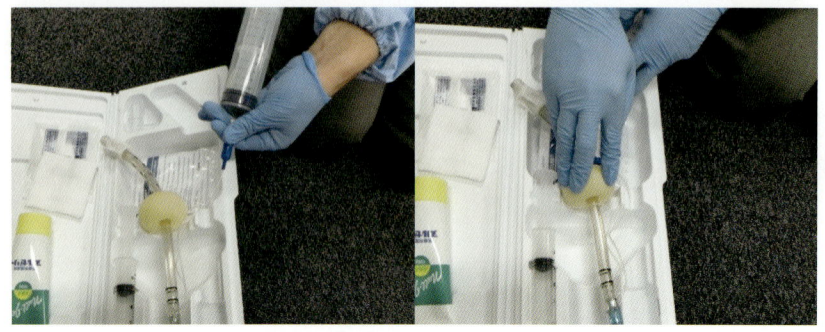 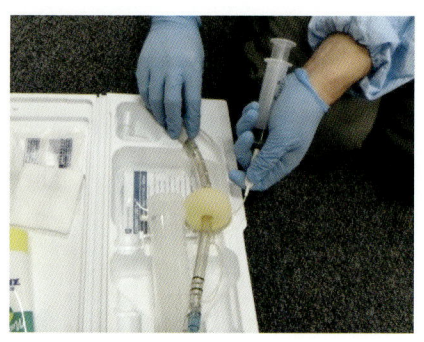

1. 咽頭カフ用パイロットバルーン（青色）と食道カフ用パイロットバルーン（白色）から空気を注入し、カフの変形と空気の漏れを確認する

2. パイロットバルーンをつまみ空気漏れがないかを確認する

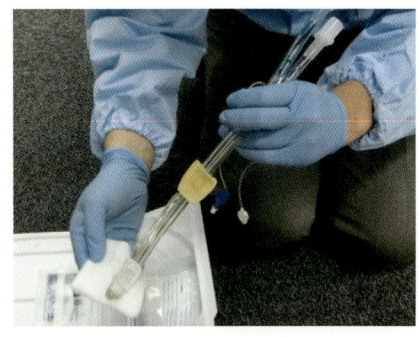 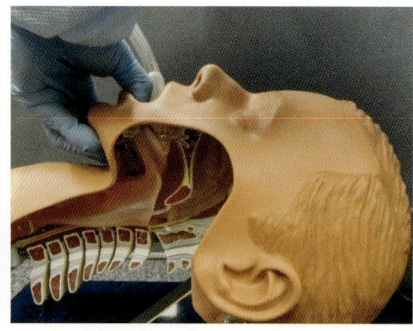 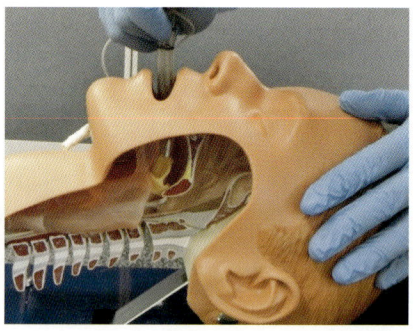

3. カフの空気を抜き、チューブの食道カフから咽頭カフの下半分まで潤滑ゼリーを塗布する

4. 傷病者の頭位を中間位とし、片手で舌と下顎を軽く持ち上げる

5. チューブ先端を硬口蓋の曲面に沿わせ挿入する

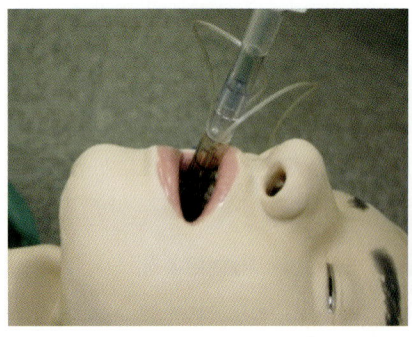 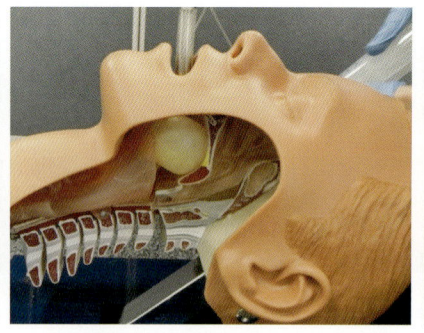 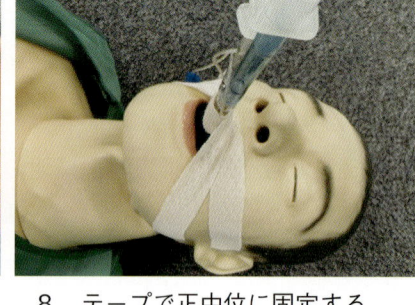

6. リングマークが門歯に位置するまで挿入する

7. 咽頭カフ（青色）、次いで食道カフ（白色）に空気を入れた後、バッグ・バルブ・マスクに接続し、送気音および胸部の挙上を確認する

8. テープで正中位に固定する

コンビチューブ® 挿入の手順

F スミウェイWB®

　チューブ先端の食道カフで食道を閉鎖し、咽頭カフで咽頭部を塞ぐことにより、その中間に設けた換気口を通して気管への換気を行う声門上気道デバイスである。食道カフおよび咽頭カフにそれぞれ空気を注入するようになっている。使用適応の身長は成人で130～185cmである。

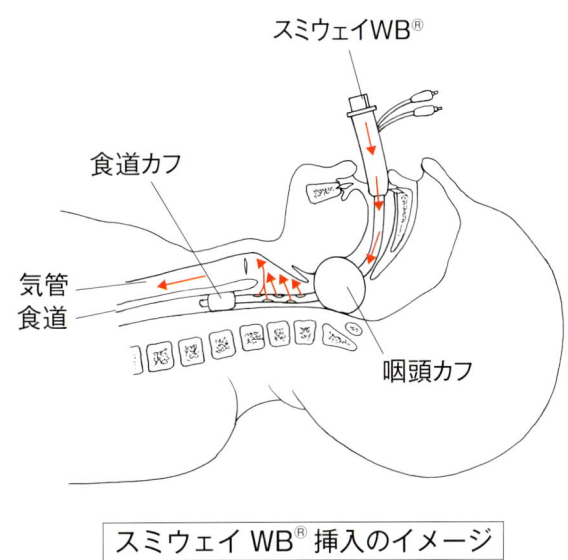

スミウェイWB® 挿入のイメージ

1．注意点
1）食道疾患のある傷病者には使用しない
2）無理やり挿入するとチューブ先端で口腔粘膜や食道粘膜の損傷を引き起こすので、挿入時に抵抗を感じたら無理に挿入せずに他の気道確保器具に変更する
3）カフの過剰な膨張は、食道粘膜損傷などの合併症を生じるので、適切な空気量を注入する

2．スミウェイWB® 挿入の手順
1）カフに空気を注入し、カフの変形と空気漏れを確認する
2）パイロットバルーンをつまみ、空気漏れがないかを確認する
3）カフの空気をシリンジで抜き、チューブ先端部分から食道カフ中央付近まで潤滑ゼリーを塗布する
4）傷病者の口の中に左手の母指をできるだけ深く挿入し、舌を顎側に押さえると同時に残り4本の指で顎を軽く持ち上げる
5）チューブ先端を硬口蓋の曲面に沿わせ挿入する。挿入時に抵抗がある場合は速やかに抜去する
6）目盛線が傷病者の門歯に達するまで挿入する
7）食道カフ（黄ラベル）に約20mL、咽頭カフ（青ラベル）に約80mLの空気を注入する
8）バッグ・バルブ・マスクに接続し、送気音および胸部の挙上を確認する
9）テープで正中位に固定する

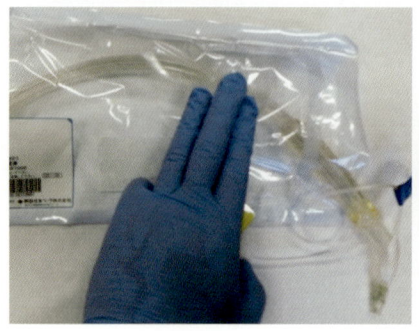

1. カフに空気を注入しカフの変形と空気漏れを確認する

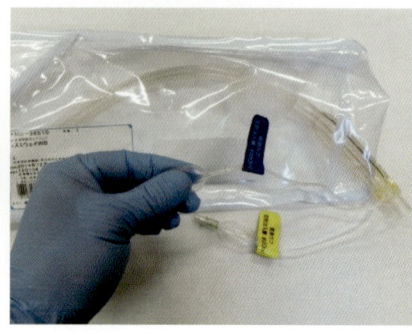

2. パイロットバルーンをつまみ、空気漏れがないかを確認後、カフの空気をシリンジで抜き、チューブ先端部分から食道カフ中央付近まで潤滑ゼリーを塗布する

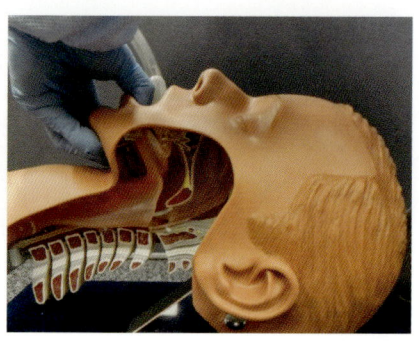

3. 傷病者の口の中に左手の母指をできるだけ深く挿入し、舌を顎側に押さえると同時に残り4本の指で顎を軽く持ち上げる

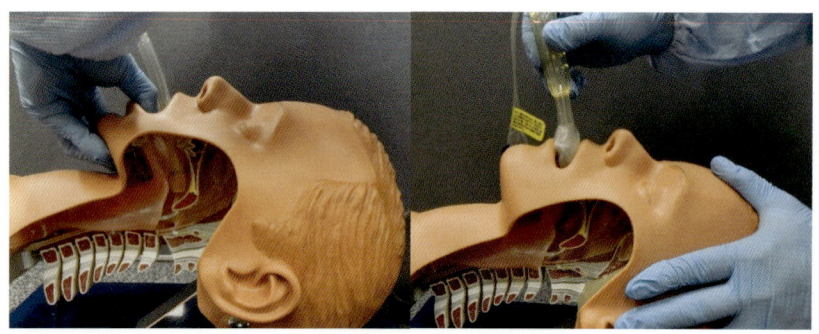

4. チューブ先端を硬口蓋の曲面に沿わせ挿入する

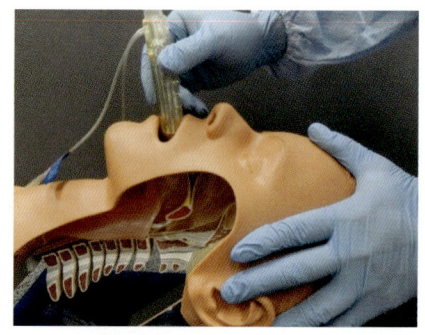

5. 目盛線が傷病者の門歯に達するまで挿入する

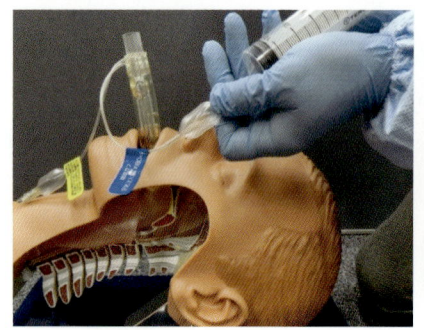

6. 食道カフ（黄ラベル）に約20mL、咽頭カフ（青ラベル）に約80mLの空気を注入後、バッグ・バルブ・マスクに接続し、送気音および胸部の挙上を確認する

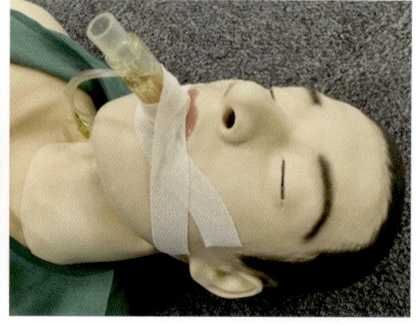

7. テープで正中位に固定する

スミウェイWB® 挿入の手順

Ⅲ 気管内チューブによる気道確保

A 気管挿管

　気管挿管は人工呼吸や気管内吸引を目的とした気道の確保法として有効な手段であり、特に心肺蘇生（CPR）中は気管挿管により人工呼吸のために胸骨圧迫を中断することなく、継続した胸骨圧迫が行える。

　国が示す救急救命士が行う気管挿管の適応は、心臓機能停止状態かつ呼吸機能停止状態の傷病者のうち、「ラリンゲアルマスク、食道閉鎖式エアウェイで気道確保ができないもの」が対象となっており、具体例として「異物による窒息」があげられている。その他に傷病者の状況から医師が必要と判断したケースも適応とされている。ただし、その場合には気管内チューブによる気道確保以外では傷病者の予後改善が見込めないと判断された理由について詳細に事後検証を行う必要がある。

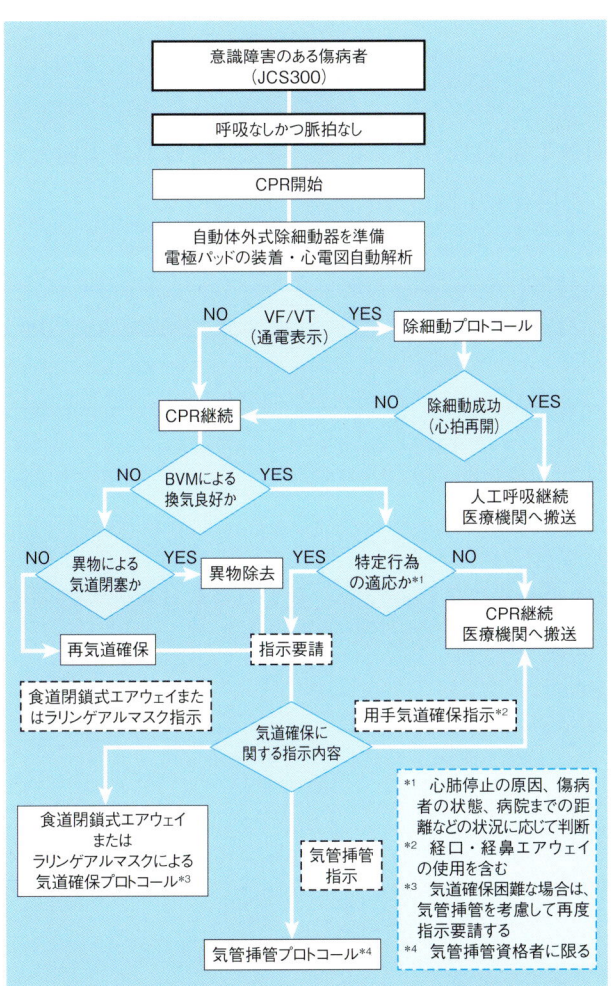

気道確保に関する指示要請プロトコールの例

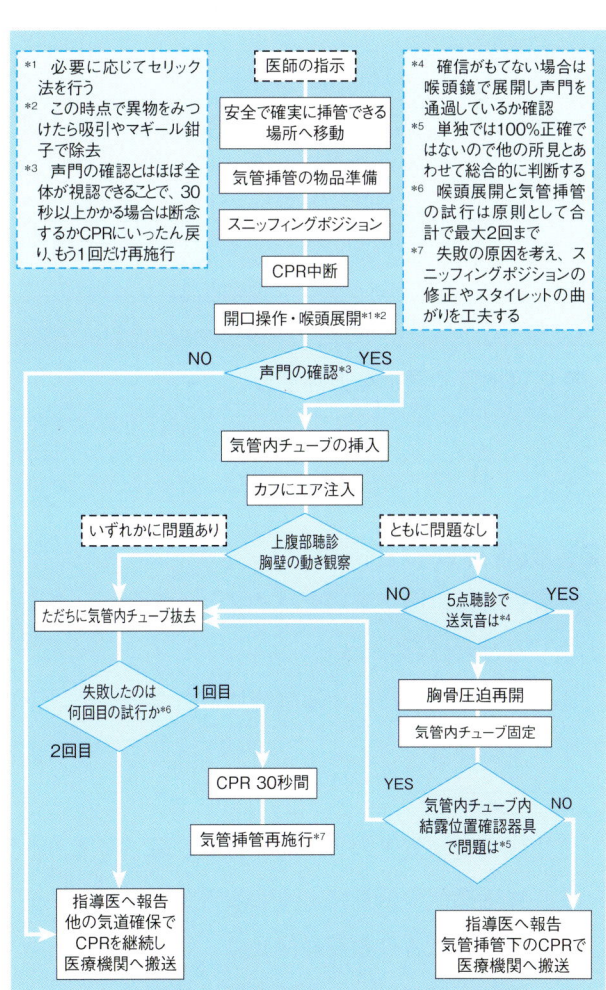

気管挿管プロトコールの例

1．気管挿管の適応

気管挿管の適応と考えられるケースを以下に示す。
1）異物による窒息の心肺機能停止事例
2）その他、指導医が必要と判断したもの

気管挿管の適応外となるケースを以下に示す。
1）状況から頸髄損傷が強く疑われる事例
2）頭部後屈困難例
3）開口困難と考えられる例
4）喉頭鏡挿入困難例
5）喉頭鏡挿入後喉頭展開困難例
6）その他の理由による声帯確認困難例
7）時間を要する、もしくは要すると考えられる例
8）その他担当救急救命士が気管挿管不適と考えた例
　＊ビデオ硬性喉頭鏡を用いる場合は、1）、2）、5）は気管挿管の適応と考えられるケースに該当する

現場滞在時間の延長を防ぐために、挿入に要する時間は1回30秒以内として、挿入試行は原則1回として3回以上は行わない。なお30秒以内に挿入できなかった場合も1回の挿入試行として数える。

Point！
※気管挿管の適応を把握する。

2．気管挿管の合併症

気管挿管は声門上気道デバイスとは異なり、高度な技術が必要とされるため、さまざまな合併症を念頭に実施しなければならない。

心肺停止傷病者に対する気管挿管の合併症を以下に示す。
1）食道挿管
2）片肺挿管
3）喉頭鏡や気管内チューブによる歯牙損傷、上気道損傷
4）挿管操作の延長による低酸素血症
5）頸椎症患者の頸部過伸展による頸椎骨折
6）外傷症例において頸髄損傷の悪化
7）無理な挿管操作、過剰な加圧による気胸の発症や既存の気胸の増悪

Point！
※気管挿管の合併症を把握する。

3．人工呼吸器へ接続する時の注意点

人工呼吸器へ接続をする際には、声門上気道デバイスの時と同様、接続バルブと気管内チューブの間に蛇管を介入させてはならない（p 7 参照）。

4．気管挿管の手順

1) 資器材を準備する
2) 喉頭鏡の点灯を確認する
3) カフに空気を注入し、カフの変形と空気漏れを確認する
4) パイロットバルーンをつまみ、空気漏れがないかを確認する
5) カフを押さえ変形や漏れがないことを確認し、空気を完全に脱気する
6) 食道挿管検知器（エアウェイチェッカー）の密着と再膨張を確認する
7) スタイレットの形状を作成する
8) 滅菌ガーゼに潤滑ゼリーを滴下し、スタイレットに塗布する
9) スタイレットをチューブに挿入する
10) スタイレット先端がチューブの先端を越えていないことを確認する
11) 滅菌ガーゼに潤滑ゼリーを滴下し、カフ部分に塗布し、チューブを滅菌パックに再度入れる
12) 傷病者の後頭部に枕を入れ、スニッフィングポジション[*1]をとる

　　[*1] スニッフィングポジション

　　　鼻先を突出して匂いを嗅ぐ姿勢に似ていることから呼ばれる。口腔軸・咽頭軸・喉頭軸が互いに平行に近づき、挿管実施者の視線が声門に対して直線的になるため声門を視認しやすくなる

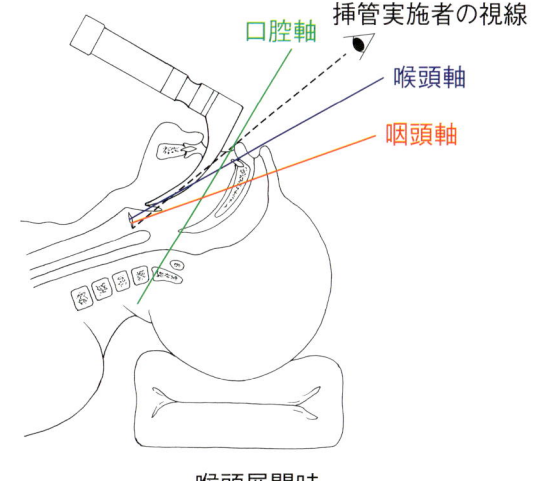

喉頭展開時

13) 指交差法またはオトガイ下方圧迫法で開口する

　　注) 胸骨圧迫などにより胃内容物の逆流がある場合は、喉頭展開の前に補助者がセリック法[*2]（輪状軟骨圧迫）を行い、胃内容物の逆流を防ぐ

　　[*2] セリック法

　　　母指と示指で甲状軟骨の下端の輪状軟骨に触れ、後方に向かって約3 kgの力で圧迫する

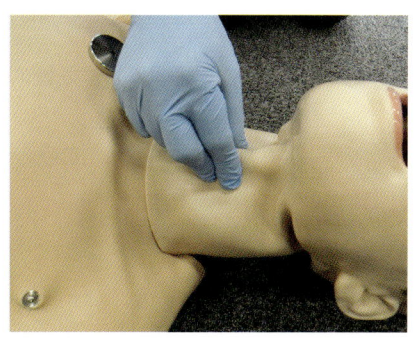

14) 右口角から喉頭鏡のブレードを挿入し舌を左に圧排しブレードの先を喉頭蓋谷に進める（喉頭展開）
15) 声門（コーマックグレード1）を確認後に声門から目を離すことなくチューブを受け取る
16) コーマックグレード[*3]が1でなければBURP法[*4]を試みる

[*3] コーマックグレード

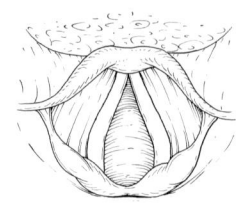 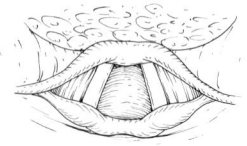 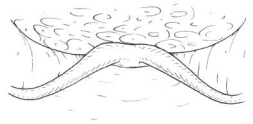 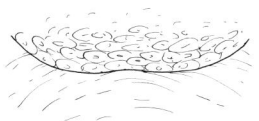

Grade 1	Grade 2	Grade 3	Grade 4
声門すべてが視認できる。	後部軟骨群のみが視認できる。	喉頭蓋のみが視認できる。	頭蓋が視認できない。

[*4] BURP法

BURP法とは、甲状軟骨をB：back wards（後方へ）、U：up wards（上方へ）、R：right wards（右方へ）、P：pressure（圧迫）することで声門をみえやすくする方法である

17) チューブで直視している声門の視野を妨げないように、右口角からチューブを正中に対し約45°の角度で挿入する
18) チューブ先端を声門入口まで進める
19) チューブ先端が声門入口を通過したら補助者にスタイレットを抜去させる
20) カフの近位端が声門を1〜2cm通過するまでチューブを進め、門歯位置を確認後、カフに空気を注入させる（門歯位置：男性約20〜24cm、女性約19〜22cm）
21) バッグ・バルブ・マスクを装着し、①胸部の挙上、②心窩部のゴボゴボ音（胃の送気音）、③前胸部送気音の有無・左右差、④側胸部送気音の有無・左右差から送気の確認をする
22) カプノメータ[*5]を接続する

注) 図に示すような表示は気管内チューブの屈曲や食道挿管が疑われるため、再度喉頭展開を行い、チューブの挿入位置を再確認する

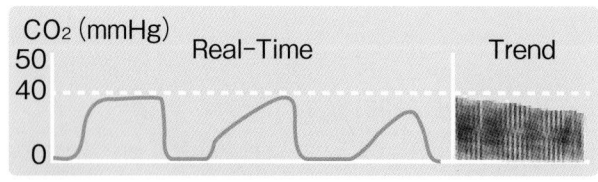

気管内チューブの屈曲

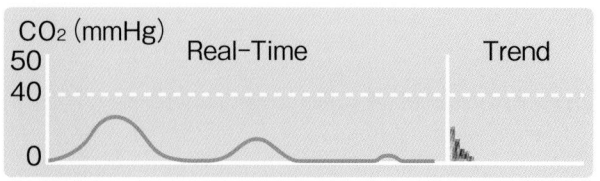

食道挿管

チューブの挿入位置の再確認が必要なカプノメータの表示

*[5] カプノメータ

　カプノメータは、呼気中に含まれる二酸化炭素分圧を連続的に測定する機器である。呼気二酸化炭素分圧は、傷病者の気道・呼吸状態に加え、循環状態の評価が可能であり、CPR時の気道確保や換気、胸骨圧迫の評価として使用できることから、『JRC蘇生ガイドライン2010』では、気管内チューブの位置やCPRの質を継続的に評価するために呼気二酸化炭素モニタリングの使用を推奨している

●カプノメータがない場合

22)'-① エアウェイチェッカーが4秒以内に再膨張することを確認する
22)'-② 呼気二酸化炭素の排出（検出器の色調が紫色から黄色に変化する）を確認する
23) 専用固定具でチューブを固定する
24) 枕を取り、再度専用固定具のベルトを締め直す

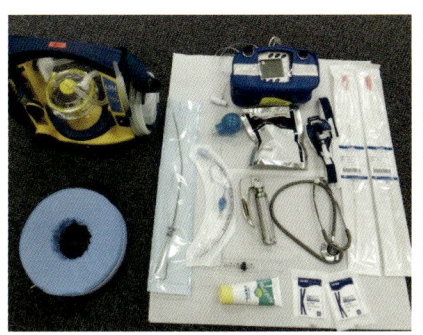
1．資器材を準備する

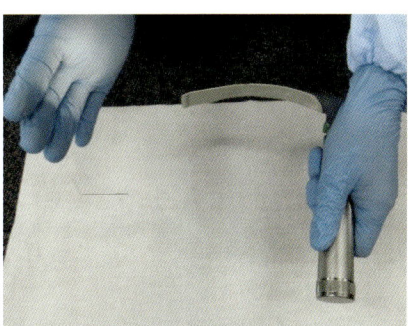
2．喉頭鏡の点灯を確認する

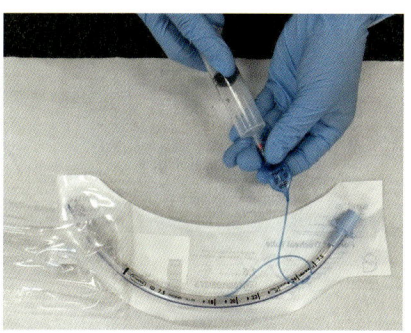
3．カフに空気を注入し、カフの変形と空気漏れを確認する

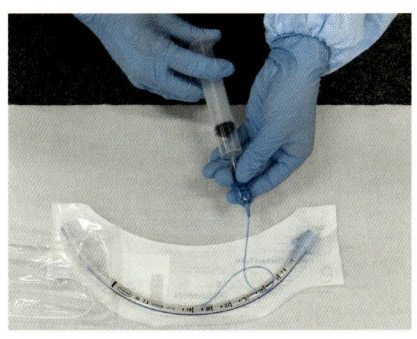
4．パイロットバルーンをつまみ、空気漏れがないかを確認する

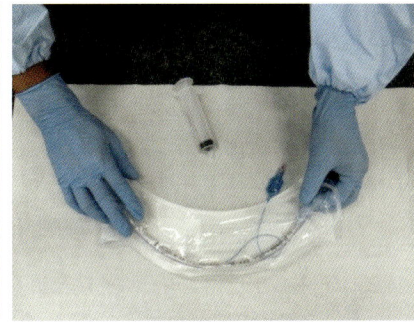
5．カフを押さえ変形や漏れがないことを確認し、空気を完全に脱気する

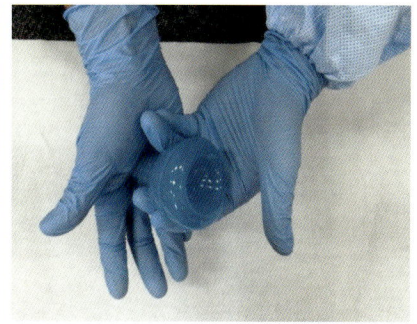
6．エアウェイチェッカーの密着と再膨張を確認する

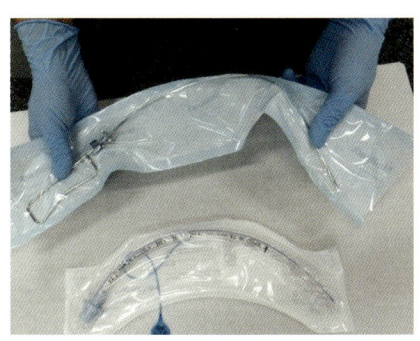
7．スタイレットの形状を作成する

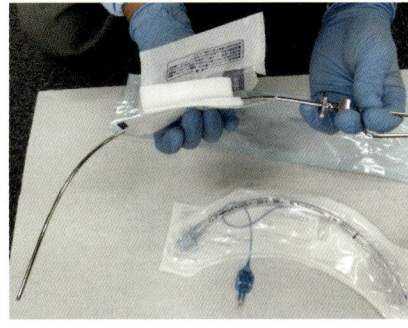
8．滅菌ガーゼに潤滑ゼリーを滴下し、スタイレットに塗布する

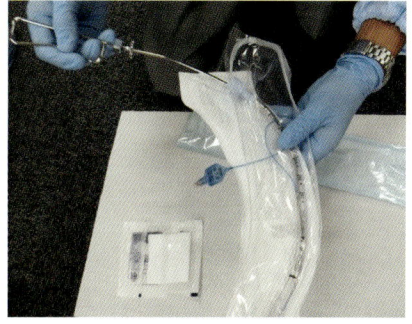
9．スタイレットをチューブに挿入する

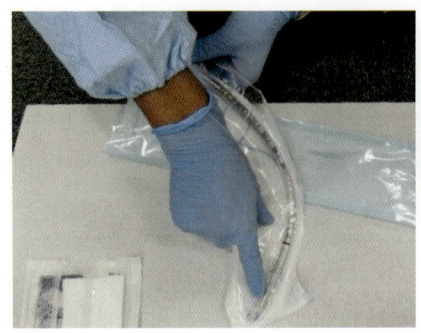

10. スタイレット先端がチューブの先端を越えていないことを確認する

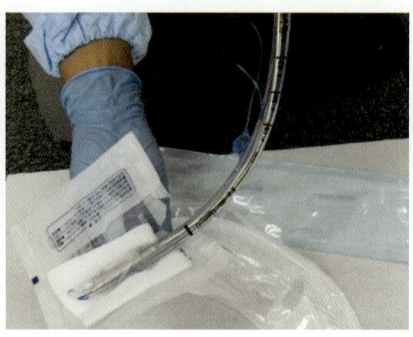

11. 滅菌ガーゼに潤滑ゼリーを滴下し、カフ部分に塗布し、チューブを滅菌パックに再度入れる

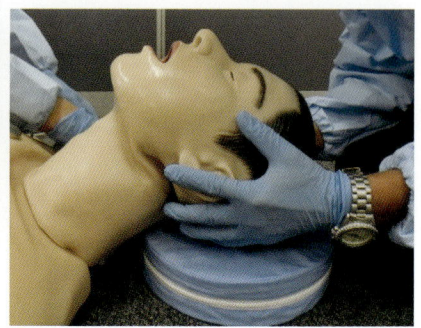

12. 傷病者の後頭部に枕を入れ、スニッフィングポジションをとる

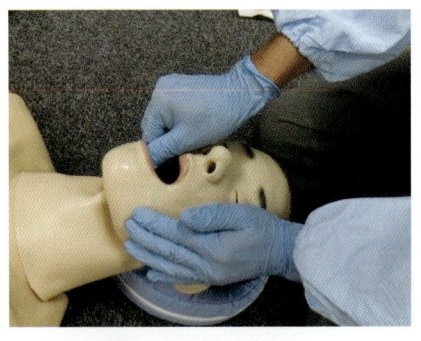

13. 指交差法またはオトガイ下方圧迫法で開口する

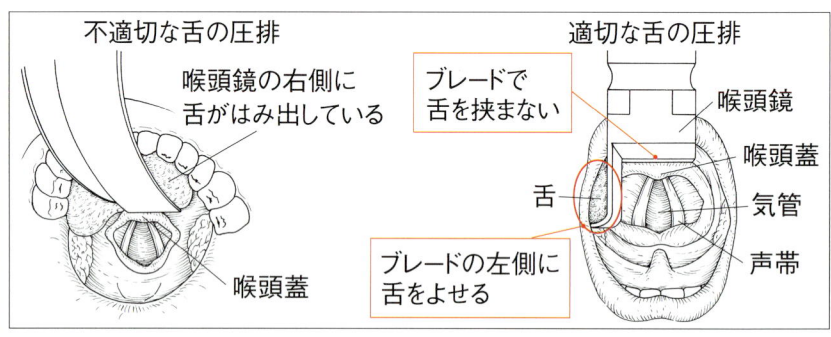

14. 右口角から喉頭鏡のブレードを挿入し、舌を左に圧排しブレードの先を喉頭蓋谷に進める（喉頭展開）

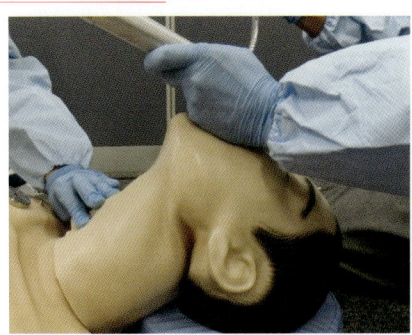

15. 声門（コーマックグレード1）を確認後に声門から目を離すことなくチューブを受け取る

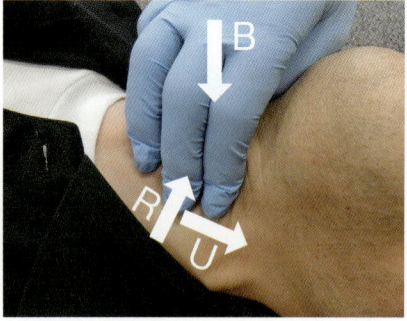

16. コーマックグレードが1でなければBURP法を試みる

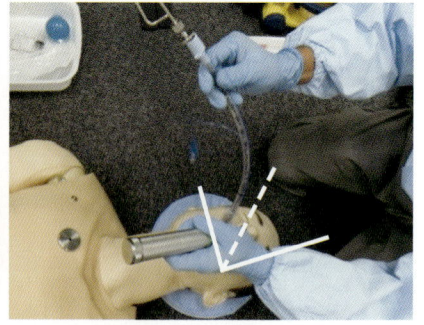

17. チューブで直視している声門の視野を妨げないように、右口角からチューブを正中に対し約45°の角度で挿入する

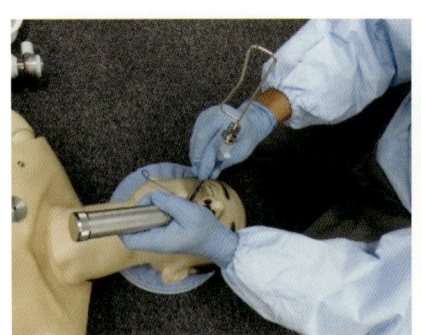

18. チューブ先端を声門入口まで進める

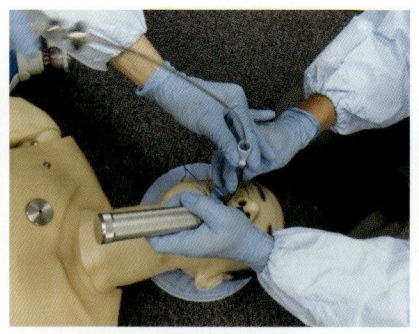

19. チューブ先端が声門入口を通過したら補助者にスタイレットを抜去させる

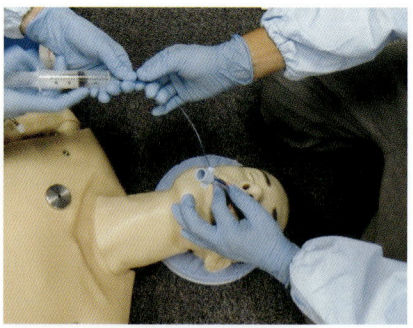

20. カフの近位端が声門を1〜2cm通過するまでチューブを進め、門歯位置を確認後、カフに空気を注入させる

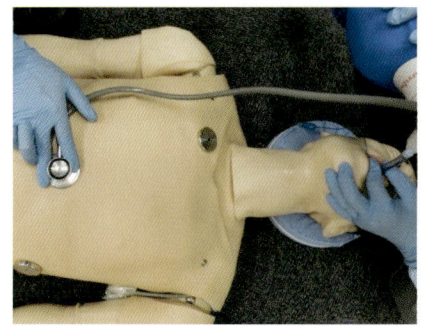

21-1. バッグ・バルブ・マスクを装着し、送気の確認をする〔心窩部のゴボゴボ音（胃の送気音）〕

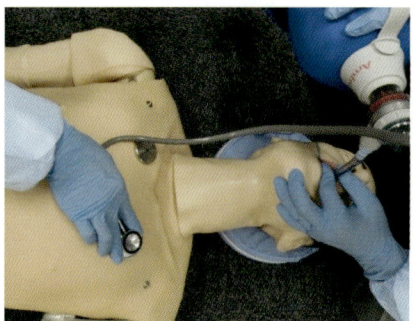

21-2. バッグ・バルブ・マスクを装着し、送気の確認をする（前胸部送気音の有無・左右差）

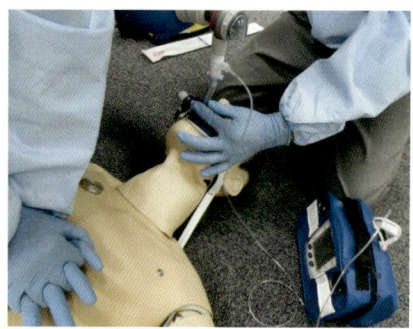

22. カプノメータを接続する

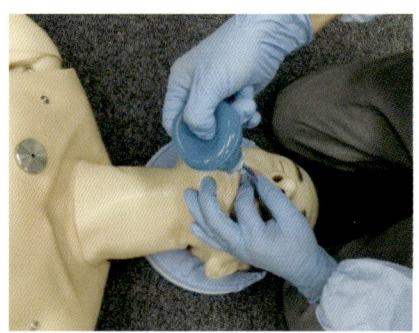

〔カプノメータがない場合〕
22'-①. エアウェイチェッカーが4秒以内に再膨張することを確認する

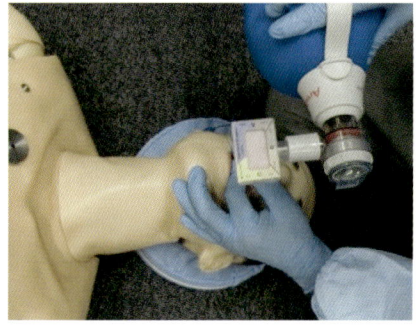

〔カプノメータがない場合〕
22'-②. 呼気二酸化炭素の排出（検出器の色調が紫色から黄色に変化する）を確認する

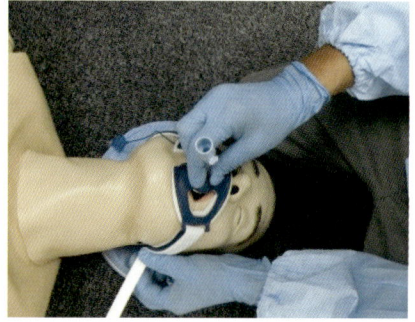

23. 専用固定具でチューブを固定する

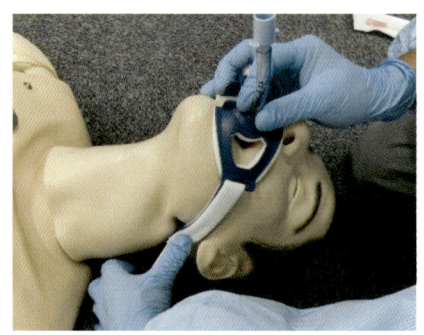

24. 枕を取り、再度専用固定具のベルトを締め直す

気管挿管の手順

B　ビデオ硬性喉頭鏡による気管挿管

　近年医療機器の開発が進み、喉頭鏡を用いた直視下経口挿管に加えて、ビデオ硬性喉頭鏡を用いた経口挿管も行えるようになった。ビデオ硬性喉頭鏡は、手技が容易である、習熟度が早い、安全性・確実性が向上する、頭部後屈の必要がないため頸髄損傷の疑いのある傷病者にも使用できるなどの利点がある。

1．エアウェイスコープ®

　エアウェイスコープ®は、わが国で開発されたCCDカメラとモニタ画面を内蔵した本体部分とディスポーザブルの専用ブレード（イントロック®）から構成された、気管挿管用の喉頭鏡である。イントロック®は、咽頭・喉頭の解剖学的構造に適合するように設計されたJ字型の形状となっており、従来の喉頭鏡のような喉頭展開操作やスニッフィングポジションを必要としない。容易に声門を視認することができ、気管内チューブを声門へと誘導するガイド溝があるため、安全かつ確実に気管挿管が実施できる構造となっている。イントロック®は、気管内チューブのサイズに応じて変更する必要がある。使用時には、傷病者に適した気管内チューブを選択したうえで、それに応じたイントロック®を本体に接続する。

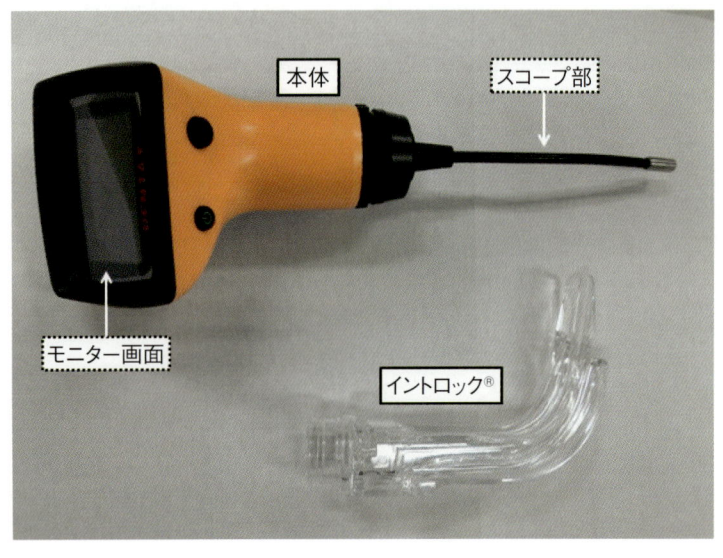

エアウェイスコープ®（AWS-S200）の構造と名称

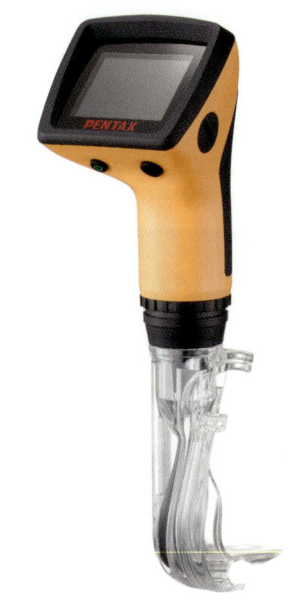

〔写真提供：日本光電工業（株）〕

エアウェイスコープ®（AWS-S200）本体とイントロック®を接続した状態

イントロック®の名称

- ハンドル部
- ブレード
- 気管内チューブガイド溝
- 喉頭蓋展開板
- スコープ窓

イントロック®の種類と対応する気管内チューブのサイズ

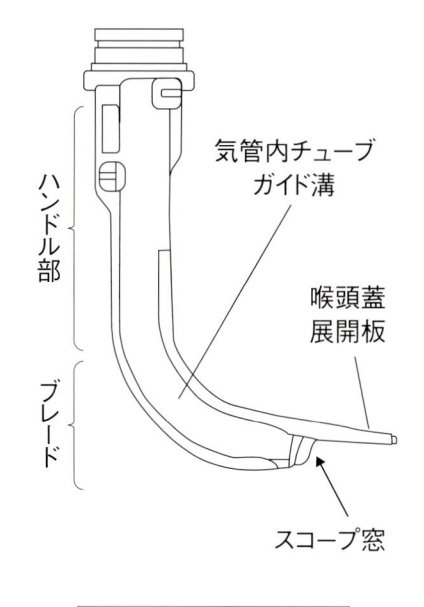

イントロック®の種類	外観	対応する気管内チューブのサイズ
イントロック®		8.5〜11.0mm
薄型イントロック®		7.5〜10.0mm
小児用イントロック®		5.5〜7.6mm（カフ無し）

〔写真提供：日本光電工業(株)〕

※エアウェイスコープ®による気管挿管の手順

1) 本体の電源を入れ、モニタ画面とターゲットマークの表示を確認する
   注) 表示が出ている場合には、新しい電池に交換する
   注) 気管挿管中に表示された場合には中断することなく気管挿管を継続する
2) スコープ先端の照明の点灯を確認する
3) イントロック®を取り付け、医療用曇り止めをスコープ窓に塗布する
   注) イントロック®取り付け時はイントロック®の先端部分に触れないよう注意する
   注) イントロック®の取り付け方は取扱説明書により確認する
4) 気管内チューブのカフ部分に潤滑ゼリーを塗布する
5) 気管内チューブガイド溝に潤滑ゼリーを塗布してから、気管内チューブガイド溝に沿って滑らせるように気管内チューブを差し込む
   注) スコープ先端部に潤滑ゼリーが付着した場合は拭き取る
   注) チューブガイド溝内で気管内チューブを動かし、チューブがスムーズに動くことを確認する
6) 先端を適切な位置にセットし、気管内チューブをフックに固定する
7) 電源を入れ、モニタ画面と照明部を確認し本体中央部を保持する
   注) イントロック®を握らないようにする

8）傷病者の口をできるだけ大きく開口し、イントロック®の喉頭展開板を直接目視し、口腔正中からイントロック®の湾曲に沿って挿入する

9）挿入状態を確認しながら、本体が正中に位置するように調整する

10）モニタ画面で喉頭蓋を確認する

11）イントロック®を喉頭蓋の下側へ滑り込ませ、ゆっくりと喉頭蓋を持ち上げる
　　注)声門全体が確認できたら、エアウェイスコープ®本体を実施者側へ倒すと声門が確認しやすい

12）モニタ画面のターゲットマークが声門に位置するようにイントロック®の角度・深さを調節する

13）ターゲットマークに声門を合わせたまま、気管内チューブ先端を気管に挿入する

14）モニタ画面で気管内チューブが声門マーカーまで挿入されたことを確認後、カフに空気を注入し、バッグ・バルブ・マスクで送気し、胸部の挙上と送気の確認をする

15）チューブガイドから気管内チューブを外し、右口角で気管内チューブを確実に保持し、イントロック®を口腔外へ抜去する

16）以下の手順は通常の気管挿管と同様に行う
　　・門歯位置の確認
　　・送気の確認
　　・専用固定具でのチューブ固定
　　・カプノメータの装着　など

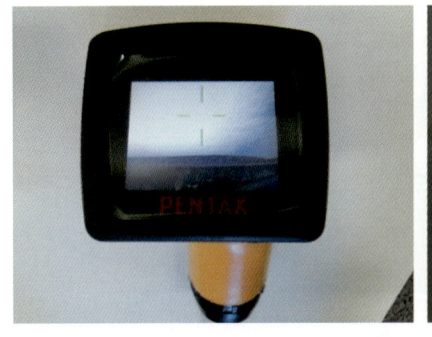

1．本体の電源を入れ、モニタ画面とターゲットマークの表示を確認する

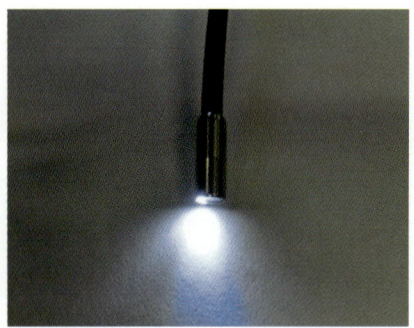

2．スコープ先端の照明の点灯を確認する

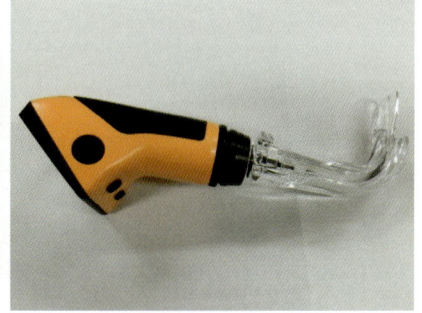

3．イントロック®を取り付け、医療用曇り止めをスコープ窓に塗布する

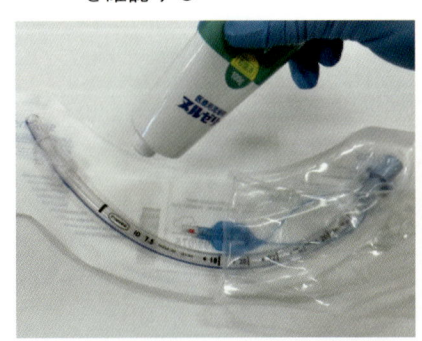

4．気管内チューブ先端に潤滑ゼリーを塗布する

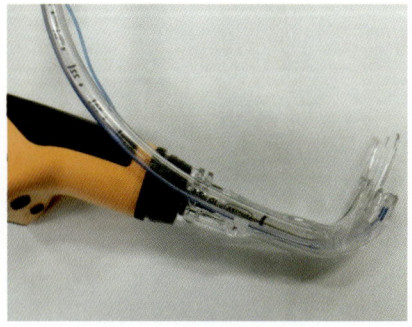

5．気管チューブガイド溝に潤滑ゼリーを塗布してから、気管内チューブを気管内チューブガイド溝に沿って滑らせるように気管内チューブを差し込む

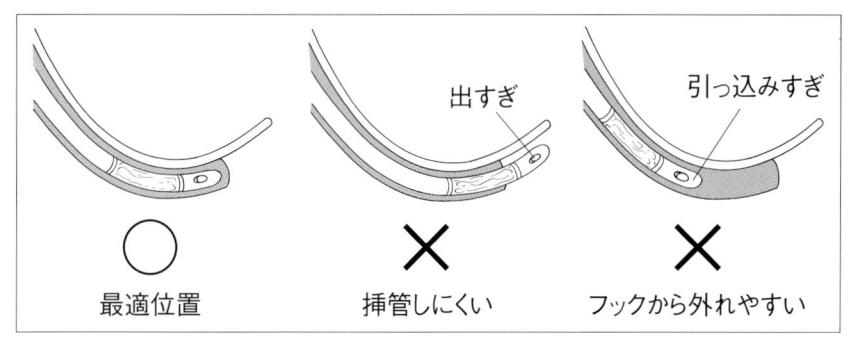

| ○ 最適位置 | × 挿管しにくい（出すぎ） | × フックから外れやすい（引っ込みすぎ） |

6. 先端を適切な位置にセットし、気管内チューブをフックに固定する

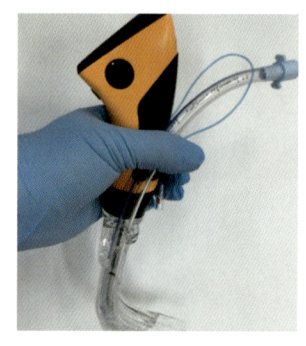

7. 電源を入れ、モニタ画面と照明部を確認し本体中央部を保持する

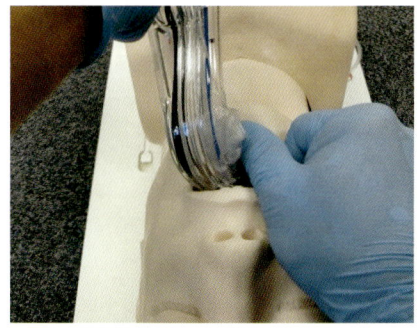

8. 傷病者の口をできるだけ大きく開口し、イントロック®の喉頭展開板を直接目視し、口腔正中からイントロック®の湾曲に沿って挿入する

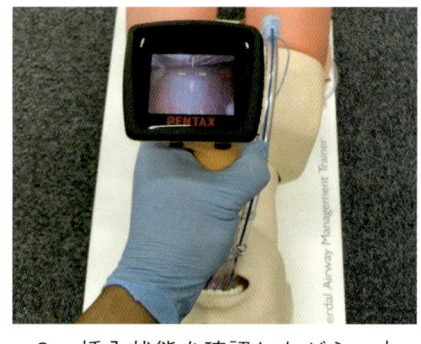

9. 挿入状態を確認しながら、本体が正中に位置するよう調整する

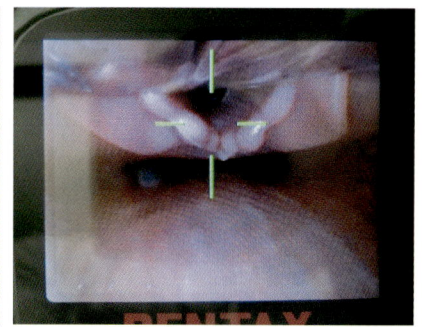

10. モニタ画面で喉頭蓋を確認する

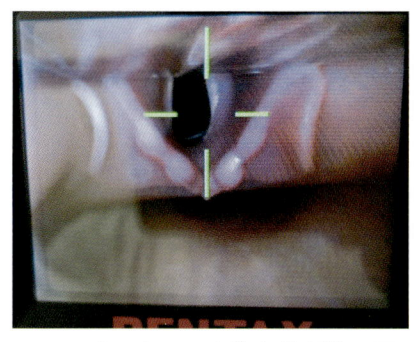

11. イントロック®を喉頭蓋の下側へ滑り込ませ、ゆっくりと喉頭蓋を持ち上げる

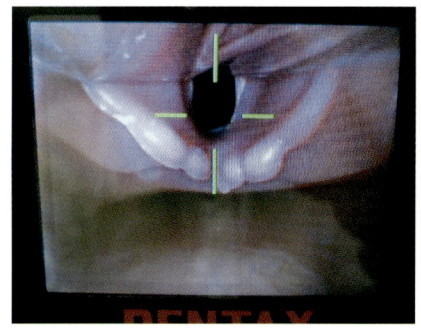

12. モニタ画面のターゲットマークが声門に位置するようにイントロック®の角度・深さを調節する

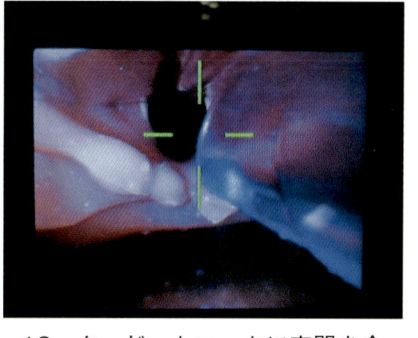

13. ターゲットマークに声門を合わせたまま、気管内チューブ先端を気管に挿入する

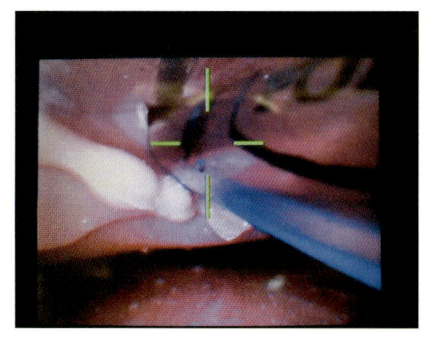

14. モニタ画面で気管内チューブが声門マーカーまで挿入されたことを確認後、カフに空気を注入し、バッグ・バルブ・マスクで送気し、胸部の挙上と送気の確認をする

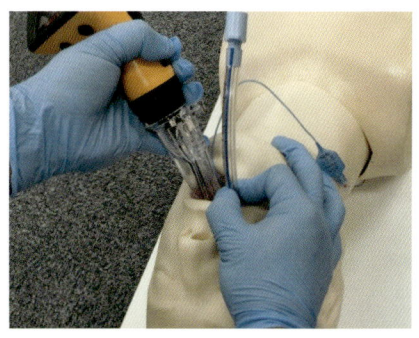

15. チューブガイドから気管内チューブを外し、右口角で気管内チューブを確実に保持し、イントロック®を口腔外へ抜去する

エアウェイスコープ®による気管挿管の手順

２．エアトラック®（AIRTRAQ®）

　エアトラック®は、先端部に取り付けられた白色LEDを光源とし、CCDカメラによるモニタ画面からの映像ではなく、直接アイカップと呼ばれる覗き口から声門を確認する器具である。エアウェイスコープ®はイントロック®を交換し別の傷病者に使用するが、エアトラック®はディスポーザブルである。また、気管内チューブのサイズや形状（ダブルルーメン用）によりいくつかの種類がある。

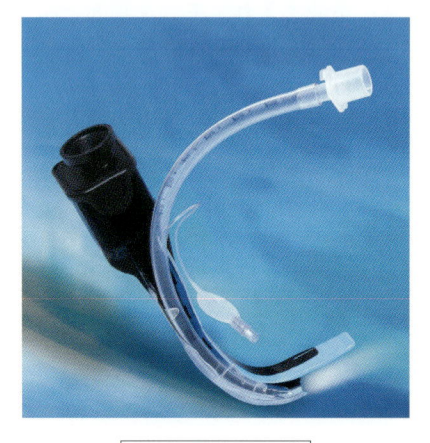

エアトラック®

エアトラック®の種類と対応する気管内チューブのサイズ

エアトラック®の種類	外観	対応する気管内チューブのサイズ
レギュラー		7.0～8.5mm
スモール		6.0～7.5mm
ペディ		4.0～5.5mm

〔写真提供：泉工医科工業(株)〕

※エアトラック®挿入の手順

1）適応する気管内チューブのサイズに合ったタイプを選ぶ
2）バッテリーカバーの下にあるスイッチを入れ、先端のライトの点灯を確認する
3）気管内チューブに潤滑ゼリーを塗布する
4）気管内チューブの先端がチューブガイド先端に位置するようにチューブガイドに気管内チューブを滑り込ませる
5）エアトラック®先端部の周囲に潤滑ゼリーを塗布する
6）中咽頭に舌を押し込まないよう、傷病者の正中線に沿って硬口蓋に沿わせチューブガイドを挿入する
7）正中線を保ちながら、中咽頭まで挿入する
8）画面を覗きながら、ゆっくりと舌根部に沿って垂直位になるようにし咽頭内を進め、ブレード先端を喉頭まで進める

9) 喉頭蓋を確認し、喉頭蓋谷に向かってさらにブレードの先を進め、喉頭蓋が画面の視野画面の中央にみえるように調整する
10) 声帯が画面の視野画面の中央にみえるように微調整し、その状態を保持しながら、気管内チューブをチューブガイドから徐々に押し進める
11) 気管内チューブの先端が声帯を通過し、さらにカフが通過するのを確認し、気管内チューブの深さを確認する
12) 以下の手順は通常の気管挿管と同様に行う
　　・カフへの空気の注入
　　・門歯位置の確認
　　・送気の確認
　　・専用固定具でのチューブ固定
　　・カプノメータの装着　など

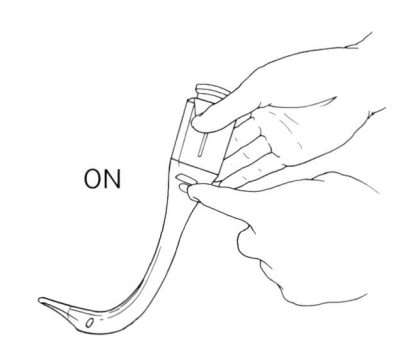

1．バッテリーカバーの下にあるスイッチを入れ、先端のライトの点灯を確認する

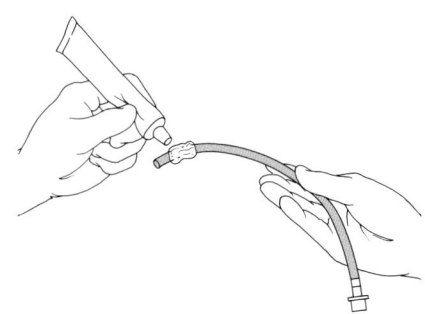

2．気管内チューブに潤滑ゼリーを塗布する

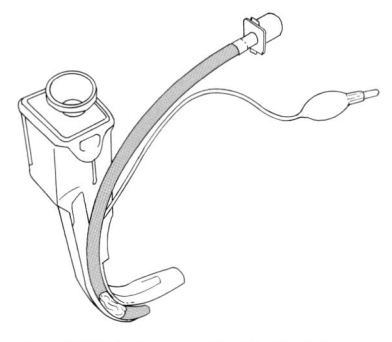

3．気管内チューブの先端がチューブガイド先端に位置するようにチューブガイドに気管内チューブを滑り込ませる。エアトラック先端部の周囲に潤滑ゼリーを塗布する

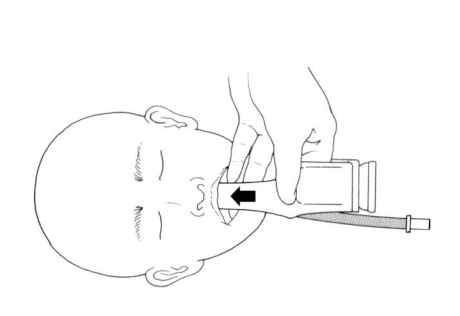

4．中咽頭に舌を押し込まないよう、傷病者の正中線に沿って硬口蓋に沿わせチューブガイドを挿入する

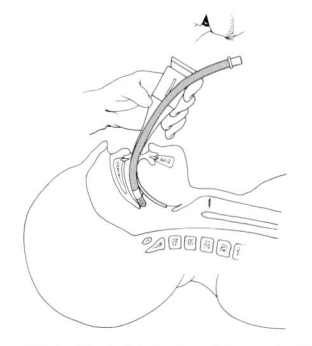

5．正中線を保ちながら、中咽頭まで挿入し、画面を覗きながら、ゆっくりと舌根部に沿って垂直位になるようにし、咽頭内を進め、ブレード先端を喉頭まで進める

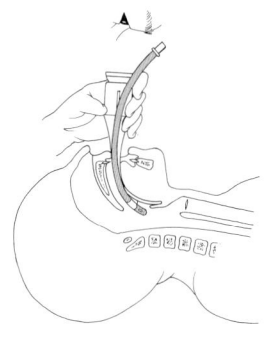

6．喉頭蓋を確認し、喉頭蓋谷に向かってさらにブレードの先を進め、喉頭蓋が画面の視野画面の中央にみえるように調整する

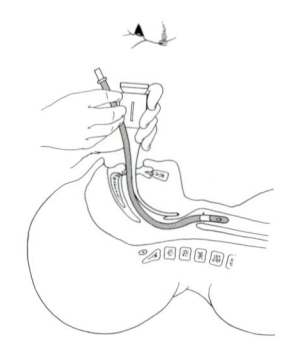

7. 声帯が画面の視野画面の中央にみえるように微調整し、その状態を保持しながら、気管内チューブをチューブガイドから徐々に押し進める。チューブの先端が声帯を通過し、更にカフが通過するのを確認し、チューブの深さを確認する

エアトラック®挿入の手順

3．ビデオ硬性喉頭鏡による気管挿管が困難な場合
以下のケースではビデオ硬性喉頭鏡での気管挿管が困難となる。
1）開口制限や口腔内分泌物（血液）のある傷病者
2）咽頭・喉頭に解剖学的異常がある傷病者

Point !
※ビデオ硬性喉頭鏡による気管挿管困難例を理解する

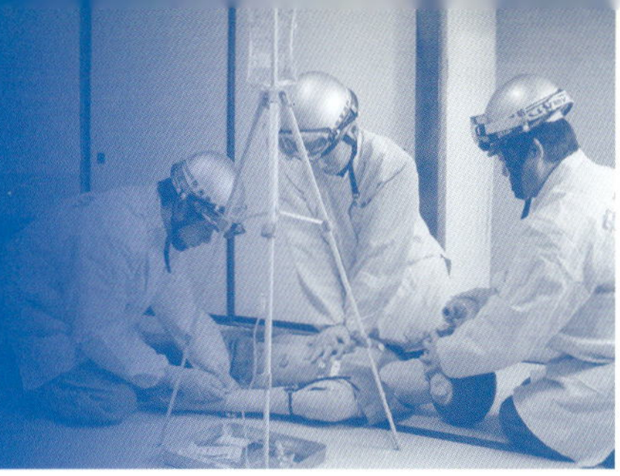

Ⅳ 静脈路確保

A 輸液回路の準備

1．静脈路確保に必要な器材

静脈路確保に必要な資器材の例を以下に示す。輸液回路は静脈路確保を行うまでに準備する。

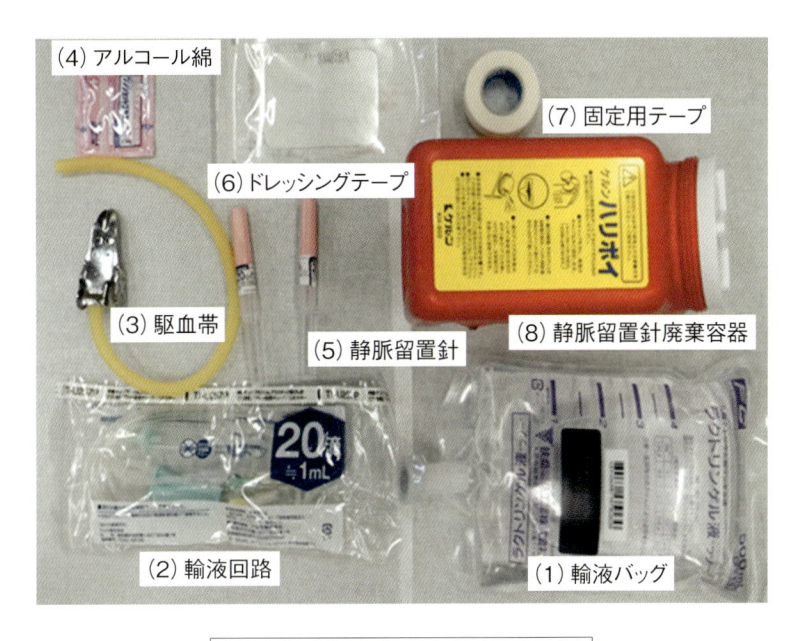

静脈路確保に必要な資器材の例

（1）輸液バッグ（乳酸リンゲル液）

乳酸リンゲル液は救急救命士が使用できる唯一の輸液製剤である。Na^+、K^+、Ca^{2+}、Cl^-を含み細胞外液に似た電解質組成を有するリンゲル液に、pHの補正などのために乳酸イオンを添付したものである。電解質濃度はNa^+ 130 mEq/L、K^+ 4 mEq/L、Ca^{2+} 3 mEq/L、Cl^- 109 mEq/L、$Lactate^-$ 28 mEq/Lである。乳酸イオンは体内で代謝を受けてHCO_3^-（炭酸水素イオン）になる過程でアシドーシスを補正し、血漿をアルカリ性に傾ける。

※コラム：血中に存在する電解質の役割

1）Na（ナトリウム）

Naは細胞外液の主要な陽イオンであり、水分と連動して細胞外液量の維持や血漿浸透圧の維持、血圧の維持に重要な役割を果たしている。日常生活では食塩（NaCl）として食事から摂取され、大部分は尿から排泄される。

2）K（カリウム）

Kは常にNaと対比される細胞内液の主要な陽イオンである。Kは体内において、神経や筋肉の機能、膜電位を介した神経活動や情報の伝達、また酵素反応やホルモンに作用している。日常生活では果物や野菜、肉類から摂取され、約90％が尿、残りが便から排泄される。血清K濃度は細胞内外のK輸送と腎臓によって、正常で約4 mEq/Lに調節されている。腎機能の低下した傷病者では血清K濃度が上昇していることが多いため、腎不全のある傷病者への輸液には注意が必要であり、心肺機能停止前の傷病者に対し輸液を行う際、指示医師へ腎不全の有無を報告することは重要である。

また、血清K濃度が7 mEq/Lを超えると不整脈を引き起こす可能性が高くなる。クラッシュ（圧挫）症候群傷病者の救出時に不整脈による心停止が起こるのは細胞内のKが大量に血中に流れ、血清K濃度を上昇させるためである。

3）Ca（カルシウム）

Caは体内に最も多く存在する無機質で、ほとんどが骨、歯に存在し、血液pHの維持や血液凝固作用、心筋の収縮作用に関与する。

4）Cl（クロール）

ClはNaとともに大部分細胞外液中に存在し、他の電解質との相互関係のもとに水分平衡や浸透圧の調節、酸塩基平衡の調節などに重要な役割を果たしている。また、Cl⁻炭酸水素ナトリウム移動といわれる調節機構があり、陰イオンの総和が一定に保たれるように、Cl^-が減少するとHCO_3^-は増加し、Cl^-が増加するとHCO_3^-が減少する。

5）Lactate（ラクテート：乳酸）

乳酸は解糖系の生成物の1つで、運動を行うと筋肉の細胞内でエネルギー源として糖が分解され、ピルビン酸を経て乳酸が蓄積する。体内に蓄積された乳酸は肝臓においてグルコースの再合成に利用され、血液循環によって各組織へ運ばれる。

（2）輸液回路（三方活栓付）

　輸液回路は輸液製剤に挿入する穿刺針と、輸液の滴下を確認するドリップチャンバー、輸液速度を調節するローラークランプ（クレンメとも呼ばれる）、薬剤の投与口として用いる三方活栓、静脈留置針までの延長チューブで構成される。三方活栓と延長チューブはそれぞれ製品化されているが、すべてがセットになった輸液回路もあり、救急現場ではあらかじめセットになった輸液回路が使用されている。

　三方活栓にはL型とR型とがあり、薬剤を輸液回路に投与する際は、その開放側と投与側の操作が必要である。

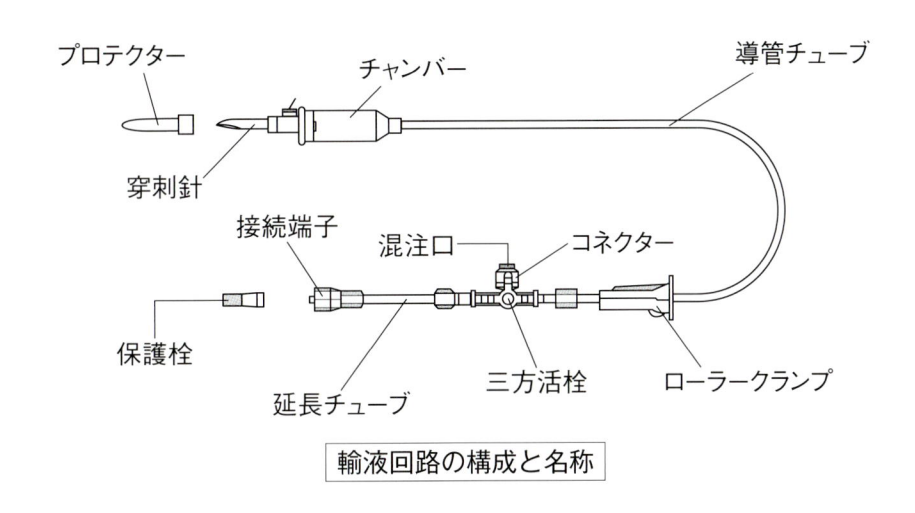

輸液回路の構成と名称

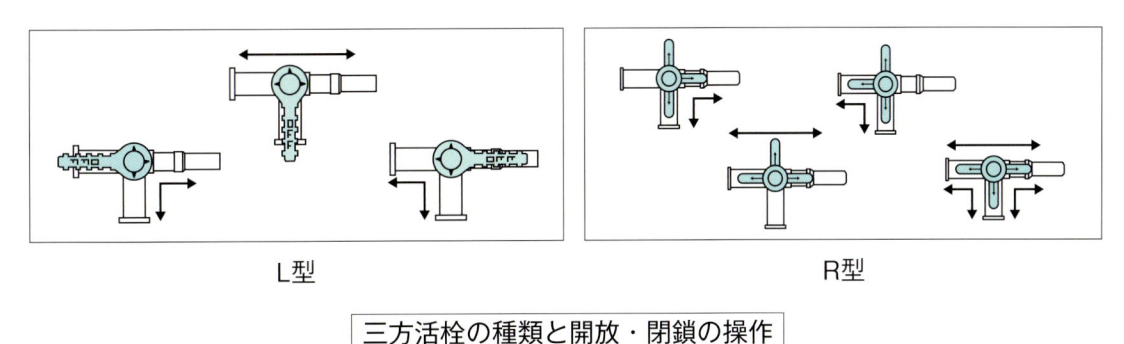

L型　　　R型

三方活栓の種類と開放・閉鎖の操作

　輸液回路1mLあたりの滴数は、2005（平成17）年に厚生労働省より、性能、品質、使用目的等について輸液回路等の基準が定められている。

　点滴口サイズの基準は、20滴/mLおよび60滴/mLの輸液セットである。本基準は国際規格であるISO規格との整合が図られ、日本工業規格として示されている。20滴/mLは成人用、60滴/mLは小児用として使用される。

> **Point !**
> ※三方活栓の種類別の開放・閉鎖の操作を理解する。

　また、三方活栓の誤操作の回避と操作時間の短縮のため、三方活栓の代わりとして使用できる薬剤投与口を備えた輸液回路もある。

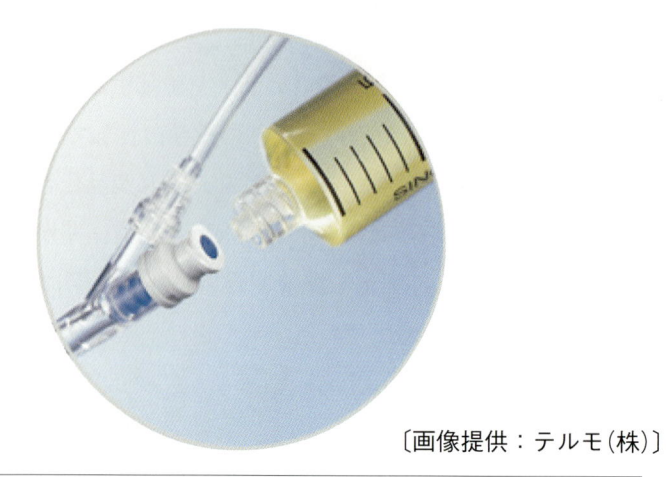

〔画像提供：テルモ(株)〕

三方活栓の代わりとして使用できる薬剤投与口の例（シュアプラグ）

（3）駆血帯
穿刺静脈をうっ血させるために用いる。

（4）アルコール綿
消毒用エタノール液（約70％）が浸された綿で、1回分に分封されたものを使用する。

（5）静脈留置針
テフロン製の外筒と金属針の内筒で構成され、口径（太さ）は細いものから、24G（ゲージ）、22G、20G、18Gなどがある。穿刺針を梱包しているプラスチックをカラーコードによって色分けすることでゲージ数を認識しやすくしている。

救急現場では、内筒による針刺し事故防止のため、安全装置付の静脈留置針が使用されている。

静脈留置針のゲージ数とカラーコード

ゲージ	カラーコード
24	黄色
22	濃紺
20	ピンク
18	深緑
17	白
16	灰色
14	オレンジ

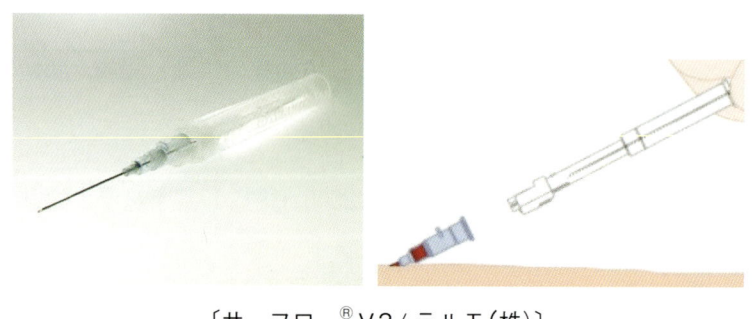

〔サーフロー®V3/テルモ(株)〕

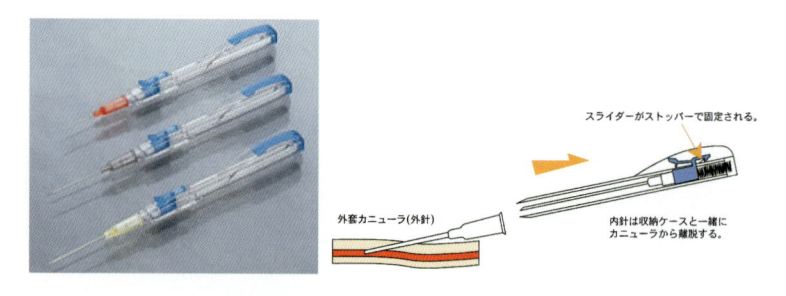

〔セーフタッチキャス/ニプロ(株)〕

安全装置付き静脈留置針の例

（6）ドレッシングテープ
静脈留置針の刺入部が視認でき、粘着性が高いものを使用する。

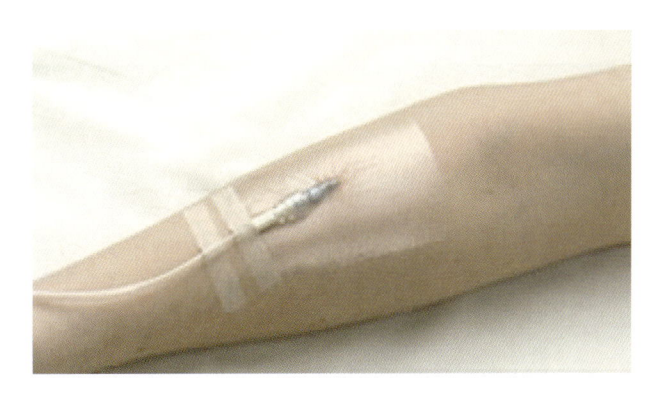

〔写真提供：テルモ（株）〕

ドレッシングテープ

（7）固定用テープ
輸液回路の仮固定や傷病者の体動等による静脈留置針の抜去を防止するためのループ固定に使用する。

（8）静脈留置針廃棄容器
耐穿刺性の硬い専用容器で使用後は感染性廃棄物として処理する。

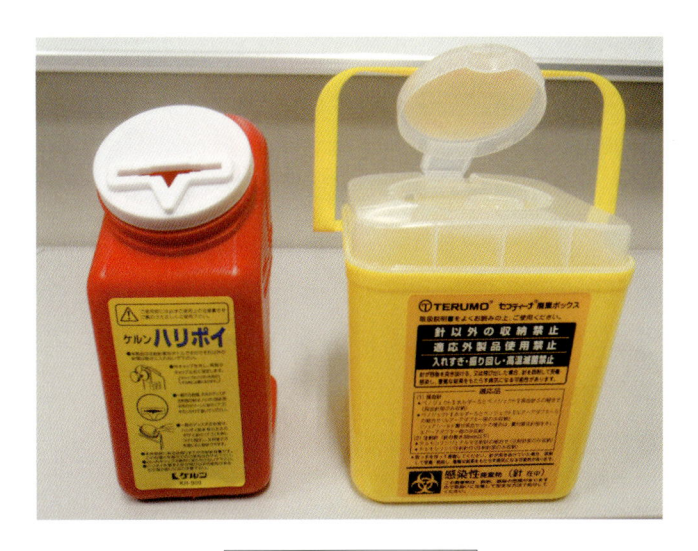

静脈留置針廃棄容器

2．輸液の温度管理

　寒冷地の消防本部では、救急車内に保温庫を配備するなどして、輸液の温度管理を行っているところがある。外気温によっては、輸液製剤を積極的に保温しないとその温度が著しく低下し、その使用によって意図せず傷病者の体温を低下させるおそれがある。特に、重症外傷では、死の三徴候〔①低体温（体温34.0℃）以下、②代謝性アシドーシス（動脈血pH7.2未満）、③血液凝固障害〕として、低体温があげられており、

搬送中の体温の低下は避けるのが望ましい。救急現場で使用する輸液の温度管理についてのコンセンサスは得られていないものの、寒冷地や冬季での活動では、輸液によって傷病者を不用意に低体温にしないために、救急現場から医療機関までの間に輸液を一定温度に管理することも必要な場合がある。

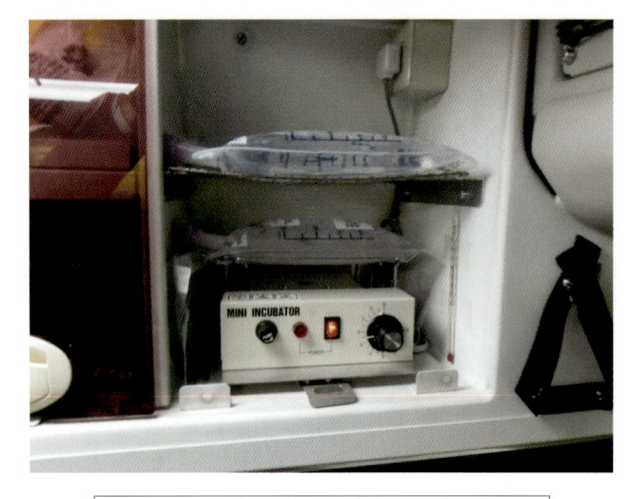

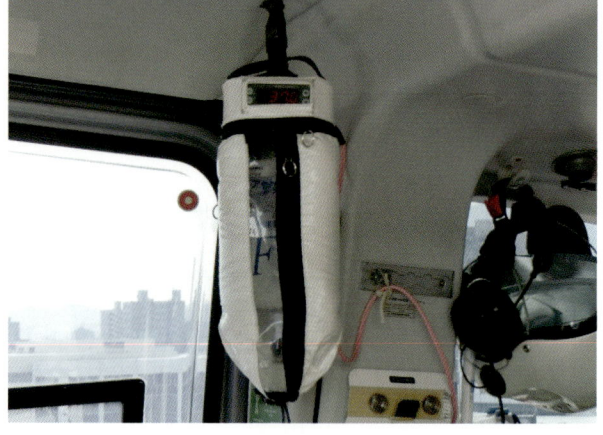

救急車内に装備された輸液の保温装置　　　　輸液加温用バッグ

3．輸液回路準備の手順

1）輸液回路の使用期限、密封状態を確認する。
2）輸液回路の入った袋の封を切り、輸液回路を横にスライドさせ取り出す。
3）輸液回路のよじれを確認する。
4）三方活栓を開放し作動状態を確認する。
5）クランプをチャンバーの5～10cm下の位置に調節し、閉鎖する。
6）輸液製剤の品名、使用期限、色調、密封状態を確認する。
7）輸液バッグを点滴スタンドにかけ、輸液回路針刺入部のシールをはがす。針刺入部のシールをはがした後は刺入部に触れないこと。
8）輸液回路針刺入部から針を挿入する。
9）チャンバーを圧縮し、チャンバー内に1/3～1/2程度輸液を充填する。
10）クランプを開放し輸液回路内の空気を抜く。
11）清潔を保つために、輸液回路の先端を輸液回路の袋に収める。

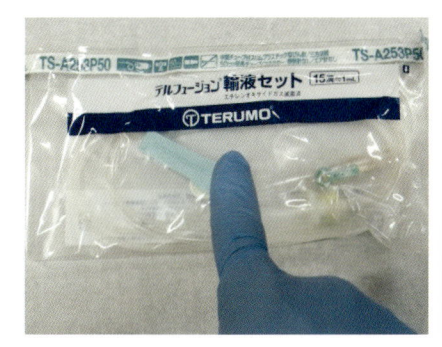

1. 輸液回路の使用期限、密封状態を確認する

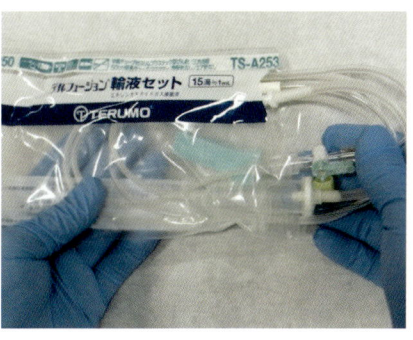

2. 輸液回路の入った袋の封を切り、輸液回路を横にスライドさせ取り出す

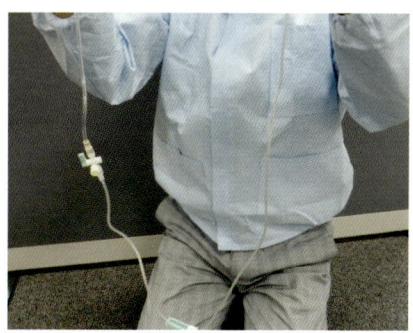

3. 輸液回路のよじれを確認する

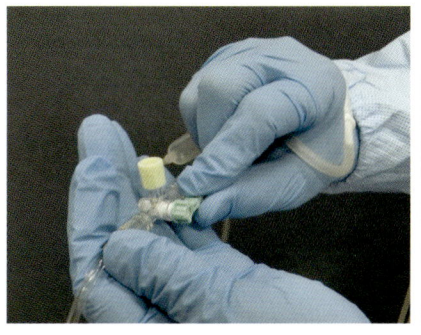

4. 三方活栓を開放し作動状態を確認する

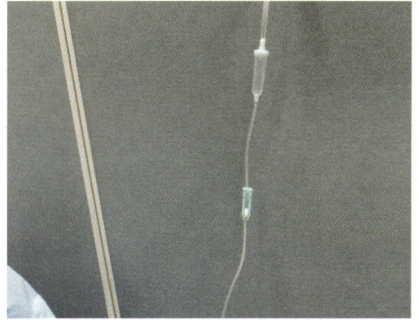

5. クランプをチャンバーの5〜10cm下の位置に調節し、閉鎖する

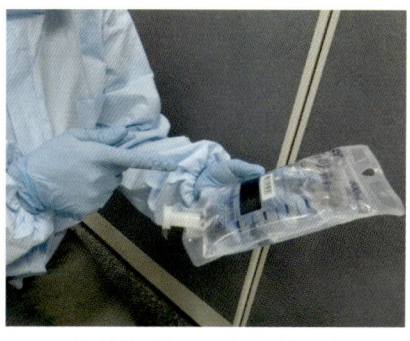

6. 輸液製剤の品名、使用期限、色調、密封状態を確認する

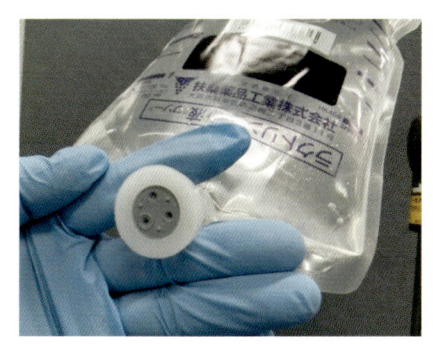

7. 輸液バッグを点滴スタンドにかけ、輸液回路針刺入部のシールをはがす

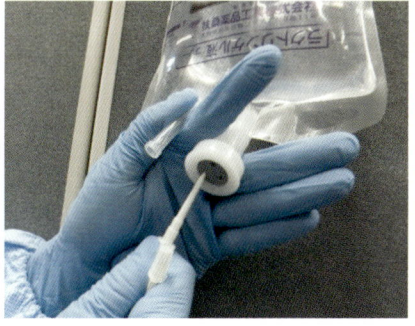

8. 輸液回路針刺入部から針を挿入する

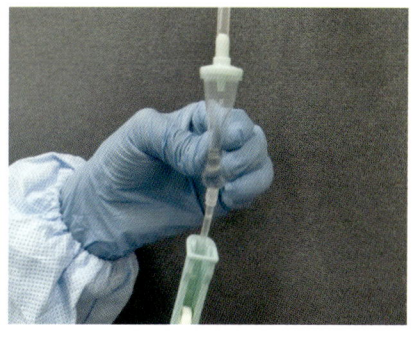

9. チャンバーを圧縮し、チャンバー内に1/3〜1/2程度輸液を充填する

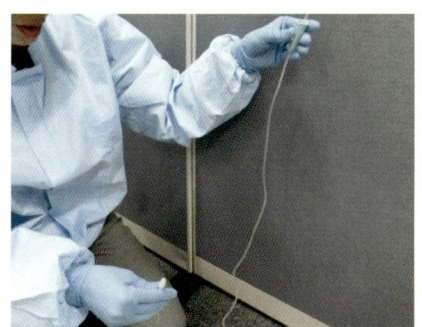

10. クランプを開放し輸液回路内の空気を抜く

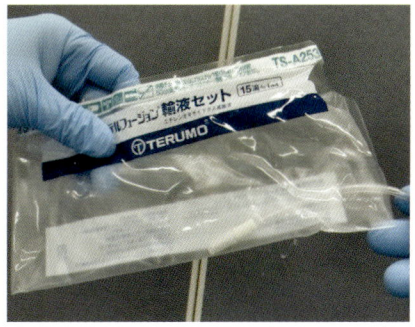

11. 清潔を保つために、輸液回路の先端を輸液回路の袋に収める

輸液回路準備の手順

B 静脈路確保

1．目的と適応

　静脈路確保は、一般的に、水分, 電解質, 糖質などの輸液や、静脈注射などを行うためのルートを得ることを目的に実施される。救急救命士の静脈路確保の目的と適応は次のとおりである。

（1）心肺機能停止状態の傷病者に対して実施する場合

　1）目　的
　　アドレナリンの静脈路からの投与のため

　2）適　応
　　心臓機能停止状態に対してアドレナリンを投与する場合に静脈路を確保する

　3）留意点
　　静脈路確保の適応は、原則として「静脈路確保」と「アドレナリンの投与」は一連で行われるものであり、「アドレナリンの投与」を実施しない前提で「静脈路確保」のみ実施するのは適切でない

（2）心肺機能停止前の傷病者に対して実施する場合

　1）目　的
　　①ブドウ糖溶液の静脈路からの投与のため（目的1）
　　②ショック等に対して乳酸リンゲル液を輸液するため（目的2）

　2）適　応
　　①次の2つをともに満たす傷病者（目的1）
　　　・血糖値が50mg/dL未満である
　　　・15歳以上である（推定も含む）
　　②次の2つをともに満たす傷病者（目的2）
　　　・増悪するショックである可能性が高い。もしくはクラッシュ症候群を疑うか，それに至る可能性が高い
　　　・15歳以上である（推定も含む）。ただし心原性ショックが強く疑われる場合は処置の対象から除外する

　3）留意点
　　原則として「静脈路確保」と「ブドウ糖溶液の投与」は一連で行われるものであり、「ブドウ糖溶液の投与」を実施しない前提で「静脈路確保」のみ実施するのは適切でない（目的1）

2．穿刺・確保する静脈

　救急救命士が静脈路を確保する対象となる血管は、上肢・下肢の末梢静脈に限られている。
　薬剤投与を前提とした静脈路確保では、心臓までの距離が近いほどよく、下肢の静脈の選択は望ましくない。出血や脱水などの循環血液量減少性ショックやアナフィラキシーショック、脊椎損傷などの血液分布異常性ショック傷病者に対し輸液を行う場合では、太いゲージの静脈留置針を用いるため、できる限り太い静脈を選択することが望ましい。

上肢の末梢静脈　　　下肢の末梢静脈

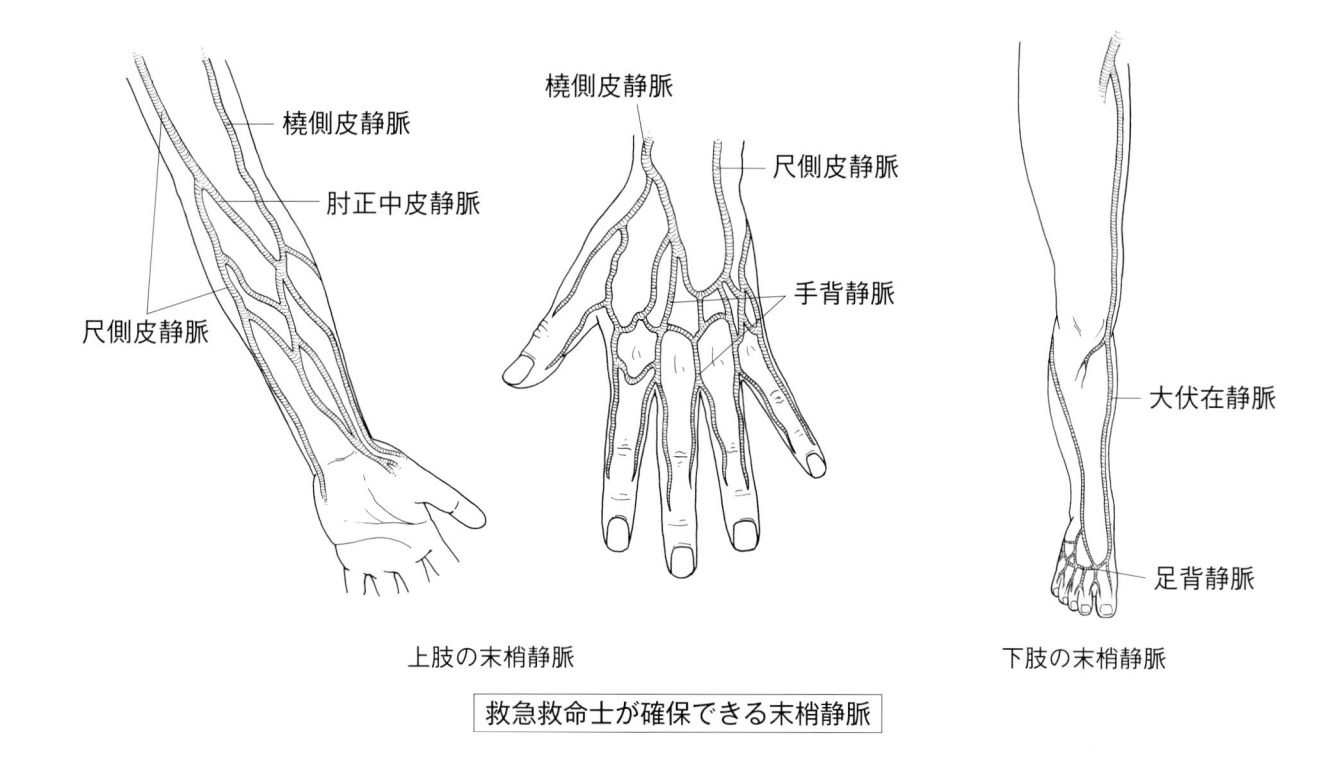

救急救命士が確保できる末梢静脈

3．穿刺静脈の特徴と注意点

（1）橈骨皮静脈

母指の付け根から上腕上部まで走行し、鎖骨下部外側付近で腋窩静脈に合流する静脈で、小指側を流れる尺側皮静脈と対になっており、手背から肘に向かう途中で肘正中皮静脈と合流する。比較的太く穿刺部位に適しているが、手関節より末梢では動脈が近いことや手関節付近では橈骨皮神経が並走しているため、注意が必要である。

（2）尺骨皮静脈

小指の付け根部分から肘内側のやや背側を走行し、途中、橈骨皮静脈との間に肘正中静脈を分岐し、上腕静脈となる。上腕中心部は分岐合流し、分岐部位は血管が逃げにくく穿刺に適している。肘付近は正中神経などがあるため、注意が必要である。

（3）肘正中皮静脈

肘窩にある静脈で、血管が太く血液検査などの採血に用いられる。中枢部に近く、穿刺しやすいため心肺機能停止傷病者への薬剤投与を前提とした静脈路に適している。関節部にあるため、関節の屈曲により、静脈路の閉塞や静脈留置針が抜ける場合がある。

（4）手背静脈

血管の走行や分岐はさまざまである。多くの分岐があり穿刺しやすく、比較的皮下脂肪が薄いため、肥満の傷病者の静脈路確保に適している。心臓までの距離があるため心肺停止傷病者へのアドレナリンの投与ではその効果発現までの時間が長くなることに注意する。

（5）大伏在静脈

脛骨の内果前面を走行し、下腿・大腿の内側を上行し鼠径部手前で大静脈に合流する。血管径は太い。心肺機能停止傷病者への薬剤投与を前提とした静脈路確保では、中枢から遠いため適さない。また、搬送時の輸液回路の管理などから静脈路として使用されることは少ない。

> **Point !**
> ※穿刺静脈の特徴と注意点を理解する。

4．穿刺・確保する静脈の選択

確実な静脈路確保を行うためには、穿刺・確保しやすい静脈の部位を選択することが重要である。血管の走行状況や太さや上述した神経に近い、関節部などを確認し、確実に穿刺・確保できる静脈を選択する。

以下に穿刺・確保しやすい静脈と、しにくい静脈の例をあげる。

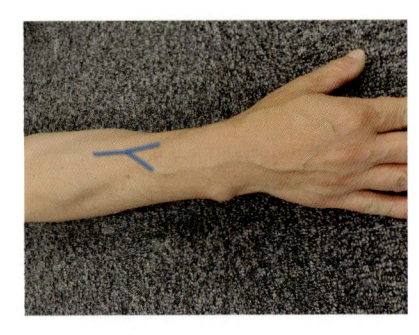

血管の分岐部は穿刺時に血管が逃げにくく確保しやすい

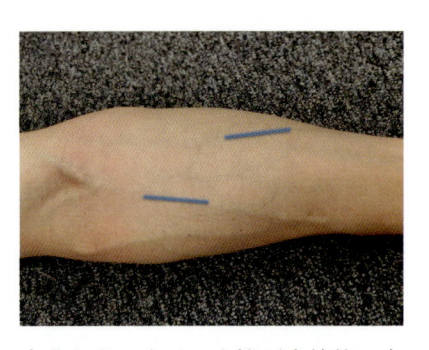

十分なうっ血で、血管が直線的に走行している

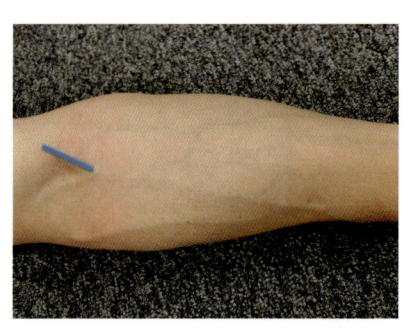

十分なうっ血はあるが、関節部のため静脈留置針の屈曲に注意が必要である

穿刺・確保しやすい静脈の例

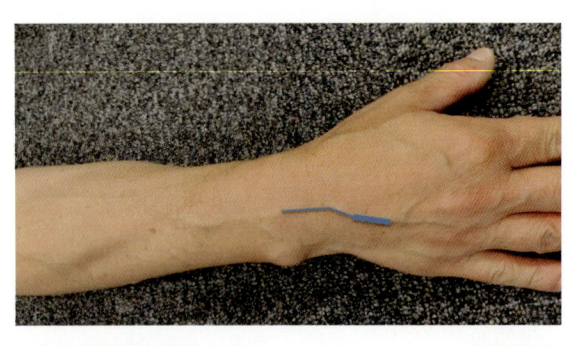

穿刺部位の静脈は十分うっ血しているが、静脈留置針の先端部の血管が細く、蛇行しているので血管壁を貫きやすい

穿刺・確保しにくい静脈の例

> **Point !**
> ※確実に確保できる静脈を選択する。

5．駆血のタイミングと駆血帯の装着方法

　心肺機能停止やショック傷病者では、駆血しても静脈がうっ血するまでに時間を要するため、早い段階で駆血帯を装着しておくとよい。駆血が不十分だと静脈はうっ血しないため駆血帯の装着は確実に行わなければならない。

　駆血帯の装着方法を以下に示す。

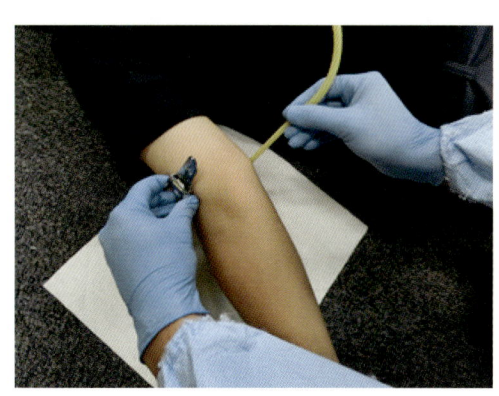

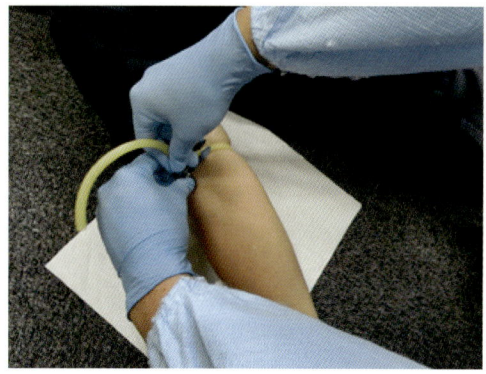

金属部（ゴムを挟む部分）を固定し、ゴムをのばして装着する

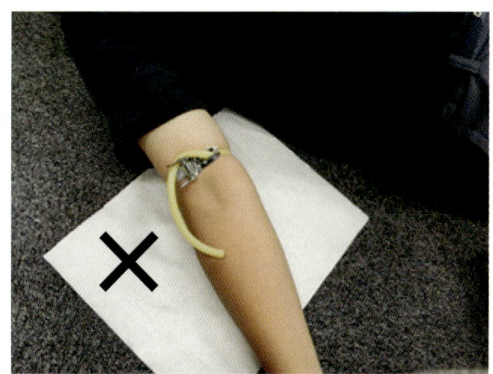

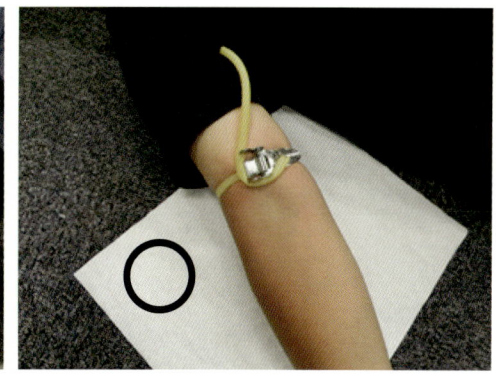

駆血帯のゴムの先端部を末梢側にすると穿刺時に邪魔になる、または穿刺部が不潔になるため中枢側にする

駆血帯の装着

6．穿刺時の注意点

　静脈穿刺は1回目の穿刺で確保できるのであれば、例えば肘正中静脈などできるだけ太い静脈を選択すればよいが、穿刺が失敗した場合には最初の穿刺部位の中枢側に再度穿刺を試みなければならない。失敗した穿刺部位よりも末梢側への穿刺は、失敗した穿刺部位からの輸液や薬剤の漏れが生じるため基本的には行わない。

> **Point !**
> ※穿刺は末梢から行う。

7．静脈可視化装置

　静脈のうっ血や血管形状、皮下脂肪の厚さなど傷病者によってさまざまであり、また、心肺停止傷病者やショック傷病者では、静脈は虚脱し、静脈の走行の確認が困難な場合も多い。このようなことから、静脈の視認を支援する静脈可視化装置が少しずつ消防機関に普及しはじめている。

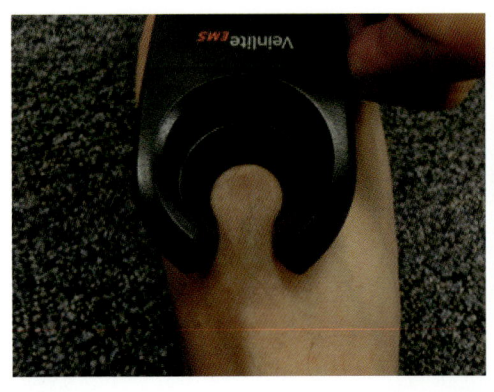

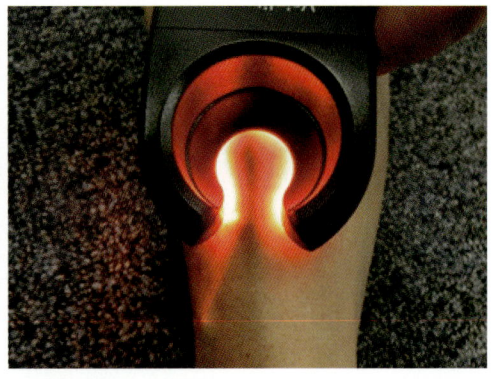

ベインライトは２色のLEDライトにより静脈、浅血管をより鮮明に見えるようにするための機器で、コードレスかつポケットに収まるハンディタイプである

ベインライトを使用した静脈の確認

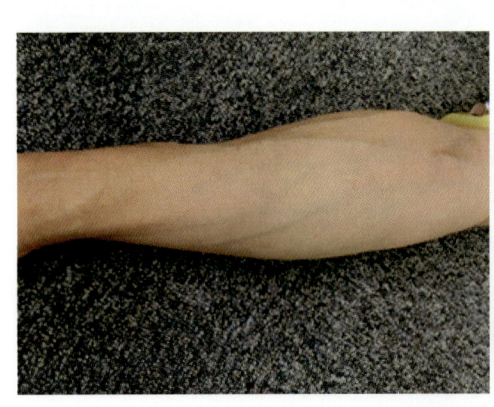

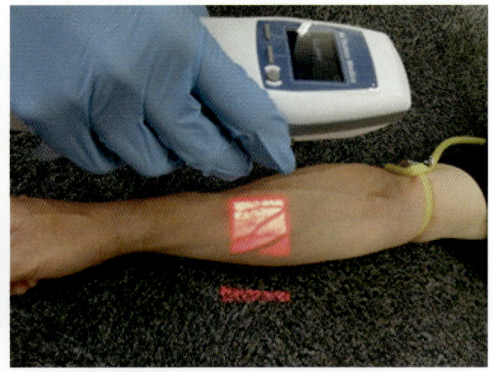

StatVein® は赤外線と可視光により静脈をスキャンする静脈可視化装置である。ハンディタイプであるが、ストレッチャーなどに固定してハンズフリーにもできる

StatVein® を利用した静脈の確認

8．静脈路確保の確認

　確実に静脈路が確保できたかどうかの確認のため、輸液滴下後の穿刺部位の輸液漏れや皮下の腫れや輸液製剤を傷病者の心臓より低くし、血液の逆流を確認する。

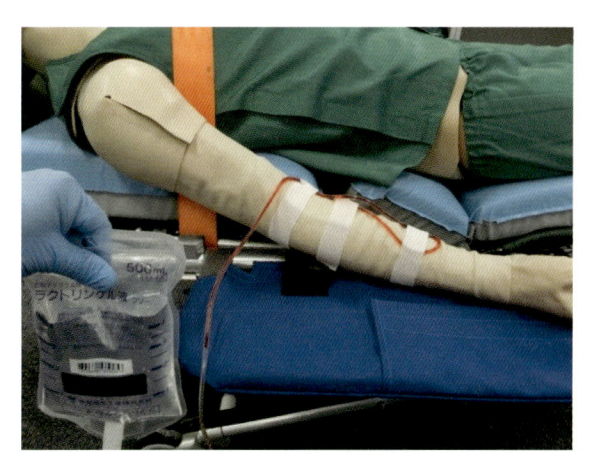

輸液製剤を心臓より低くし血液の逆流を確認する

静脈路確保の確認

9．静脈路確保後の注意点

　心肺機能停止前の傷病者に対する輸液のための静脈路確保では、傷病者の体動などに十分に注意する。手関節や肘関節などの関節部での静脈路確保は、関節の屈曲により静脈留置針も屈曲し、輸液路が閉塞することが懸念されるためできるだけ避ける。関節部に静脈路を確保した場合は、関節が屈曲しないようシーネなどで固定する。

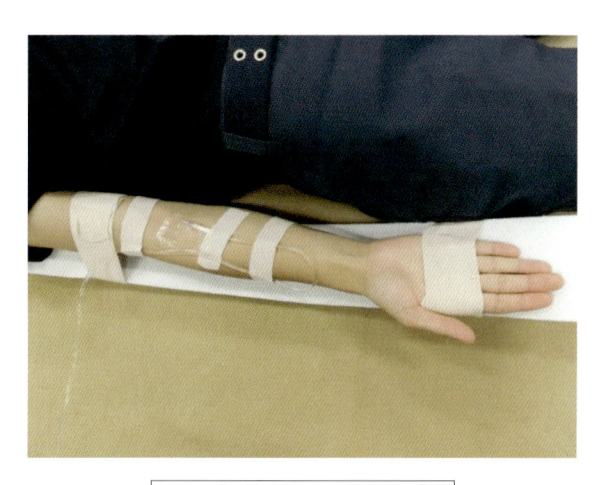

シーネを利用した固定例

> Point!
> ※穿刺部位が関節の場合は屈曲しないように固定する。

10. 輸液バッグの保持

　静脈路確保時の輸液バッグの保持は重要である。家族や関係者に輸液バッグを持ってもらうという光景が、特定行為のシミュレーションなどでよく見受けられるが、傷病者が心肺停止、もしくは重篤な状況に陥った状況では家族や関係者も動揺しており、救急現場で処置を行う救急隊員が期待するような確実な保持が継続されるとは限らない。また、家族や関係者に輸液バッグを持ってもらうことにより、家族や関係者の目の前で静脈路確保などの特定行為を行うことになる。これは処置を行う救急救命士の心的ストレスを増大させる。

　PA連携や4名出動体制が行える体制の整っている消防本部では、他の隊員に持たせることが可能であるが、人的要因などの理由でそれが行えない場合は、輸液バッグの保持方法の工夫が必要とされる。現在、救急現場活動で輸液バッグを保持する資器材は見当たらず、いくつかの消防本部では独自に既製品を活用した輸液バッグの保持を行っている。

　以下に救急バッグに入る大きさのカメラの三脚上部にフックを施した輸液スタンドを紹介する。

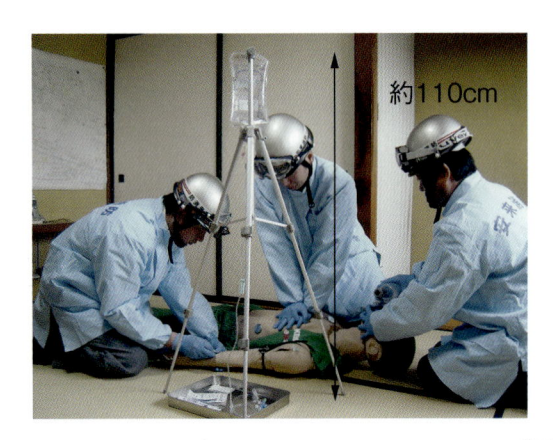

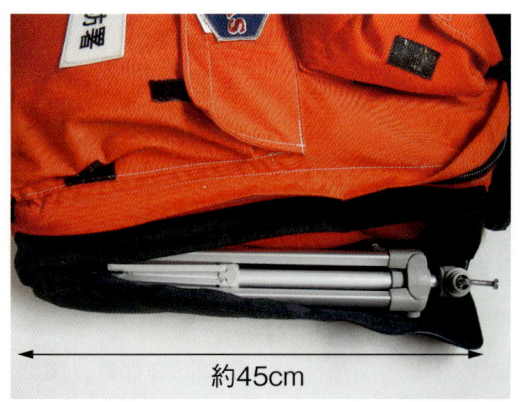

〔写真提供：安来市消防本部　細田将之救急救命士〕

カメラ三脚を活用した輸液スタンド

Point!

※輸液バッグは家族や関係者に持たせる場合の負の側面も十分に理解する。

11. 輸液量の算出

　心肺機能停止前の重度傷病者に対しては輸液速度について指示が出される。輸液開始から医療機関までの到着時間、傷病者の病態等から輸液量を算出することが必要とされる。

　1秒1滴の輸液量の算出は以下のとおりである。

　20滴≒1mLの輸液回路では60滴/分なので1分あたり3mLとなり、1時間の輸液量は3mL×60分で約180mLとなる。

※維持輸液

　維持輸液はヒトが生命を維持するために必要とされる1日の水分量と電解質を基本に、エネルギーや糖、蛋白質、脂肪などの栄養素を加味して投与される輸液をいう。よって、1日に喪失する水分量と電解質を設

定し、24時間持続的に投与される。
　救急救命士が行う輸液では1秒1滴を「維持輸液」としているが、医療機関での維持輸液は前述したとおりであり、指示を受ける場合には「維持輸液」とせず「滴下速度、1秒1滴」とした方がよい。

> *Point!*
> ※1秒1滴の輸液量＝約180mL/時間。

12. 各種病態に対する輸液量と目標とする血圧
　輸液を必要とする傷病者において、体液の不足量を推定するのは困難であるため、輸液量や輸液速度は輸液に対する傷病者の反応（バイタルサインなど）をみながら、適宜、オンラインでの指示・助言を求めながら決定することになるであろう。
　輸液量に関して最も注意を要するのが外傷、特に出血によってショックをきたした傷病者である。外傷に関連して発生するショックの多くは、腹腔内出血など、病院前では止血不能な出血による。このような状態で輸液によって血圧が上昇すると、それまで止血されていた損傷血管の血栓が押し出されるため、さらなる出血と血圧低下をきたす。こうして、輸液→再出血→血圧低下→輸液の悪循環が進行すると、外傷の致死的3徴である体温低下と血液凝固障害（輸液による血液の希釈による）を招く。これを防止するため、外傷による出血性ショックに対する病院前での対応では、心停止を回避するために最低限必要な血圧を保つことを目的に輸液量を制限する必要がある。一般的には、80mmHg程度の収縮期血圧、または橈骨動脈の脈拍が触知できるだけの、最小限の輸液を行う。ただし、頭部外傷による意識障害がある場合には、目標血圧をやや高め（90～100mmHg程度）に設定して輸液を行うことが多い。いずれにせよ、外傷による出血性ショックの場合には、輸液によって正常血圧を目指すべきではない。輸液に対する傷病者の反応を厳密に観察しながら、オンラインの指示・助言を得て輸液の開始、続行、一時中止などを決定することが重要である。

13. 静脈路確保の手順
1) 駆血帯を穿刺部より中枢側に巻き、うっ血を確認する
2) 穿刺部をアルコール綿で消毒する。最初に拭いた部位を汚染されたアルコール綿で再度拭かない
3) 穿刺部の静脈に応じた太さの静脈留置針を選択し、カット面を上にして保持する
　　※心肺機能停止前の傷病者では、他の隊員が穿刺側の上肢を保持する（静脈留置針の固定、ブドウ糖溶液投与終了まで行う）
4) 消毒した部位に触れることなく手指で皮膚を末梢側に引き緊張させる（カウンタートラクション）
5) 静脈留置針のカット面を上にして皮膚面に対して約15°の角度で皮膚を穿刺する
6) さらに刺入して、針先で血管壁を貫き、バックフローを確認する
7) 針を寝かせて数mm進め外筒を血管内へ進める
8) カウンタートラクションを解き、内筒を保持したままテフロン部分がすべて挿入されるまで外筒を進める
9) 挿入した外筒の先端にあると思われる部分の血管を押さえ、内筒を抜く
10) 内筒を専用の廃棄容器に捨てる

11) 穿刺した外筒先端部分の血管を押さえたまま、駆血帯を外す
12) 輸液回路と静脈留置針を両手で確実に接続する
   注)テープで固定するまでは静脈留置針から手を離さない
13) ローラークランプを開き、穿刺部の輸液漏れや皮下の腫れを確認する
14) 穿刺部および輸液回路と静脈留置針の接合部をドレッシングテープで固定する
15) ドレッシングテープによる固定の前に静脈留置針の接合部を固定テープで仮固定してもよい
16) 輸液回路が外れないように、ループ固定を行う

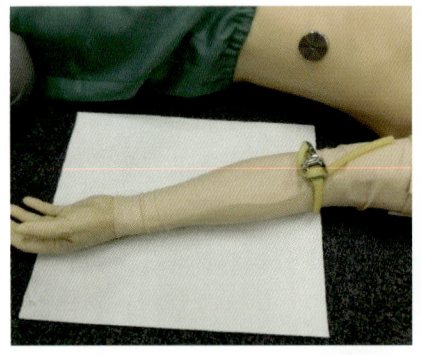

1．駆血帯を穿刺部より中枢側に巻き、うっ血を確認する

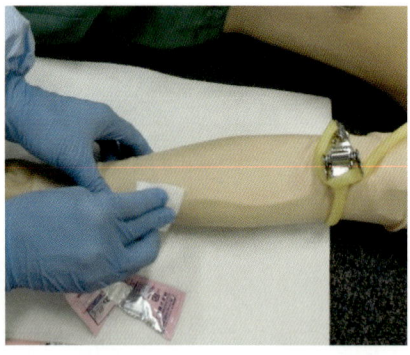

2．穿刺部をアルコール綿で消毒する

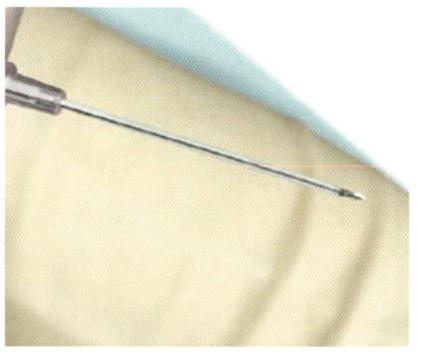

3．穿刺部の静脈に応じた太さの静脈留置針を選択し、カット面を上にして保持する

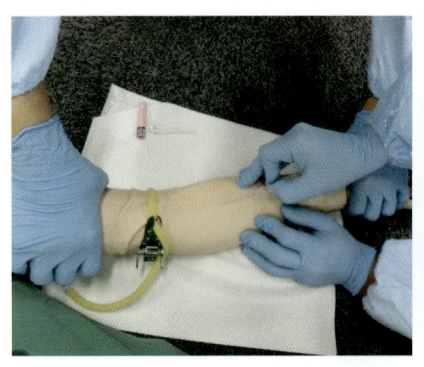

※心肺機能停止前の傷病者では、他の隊員が穿刺側の上肢を保持する（静脈留置針の固定、ブドウ糖溶液投与終了まで行う）

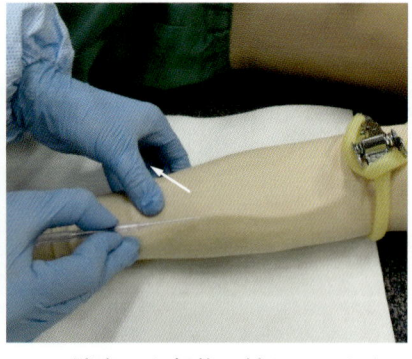

4．消毒した部位に触れることなく手指で皮膚を末梢側に引き緊張させる（カウンタートラクション）

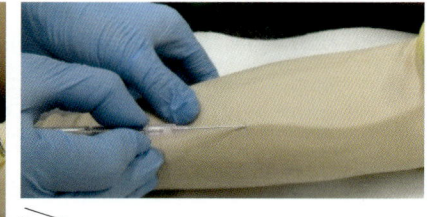

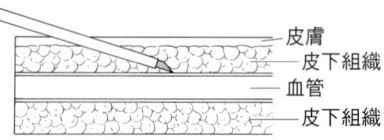

5．静脈留置針のカット面を上にして皮膚面に対して約15°の角度で皮膚を穿刺する

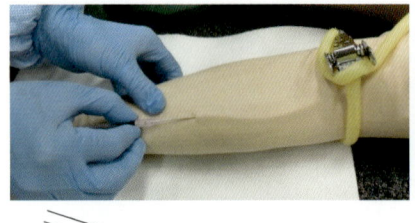

6．さらに刺入して、針先で血管壁を貫き、バックフローを確認する

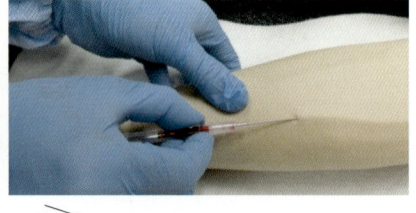

7．針を寝かせて数mm進め、外筒を血管内へ進める

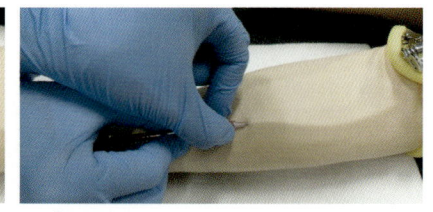

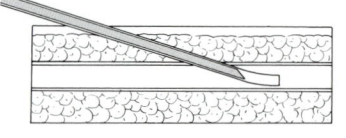

8．カウンタートラクションを解き、内筒を保持したままテフロン部分がすべて挿入されるまで外筒を進める

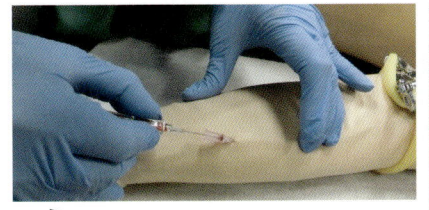

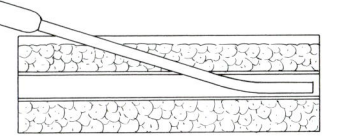

9. 挿入した外筒の先端があると思われる部分の血管を押さえ、内筒を抜く

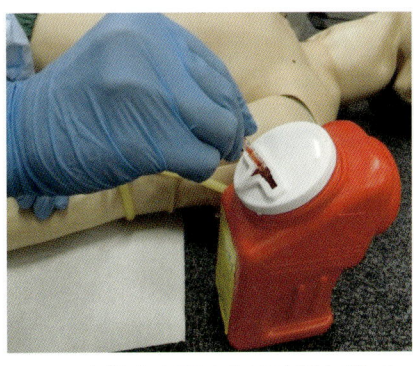

10. 内筒を専用の廃棄容器に捨てる

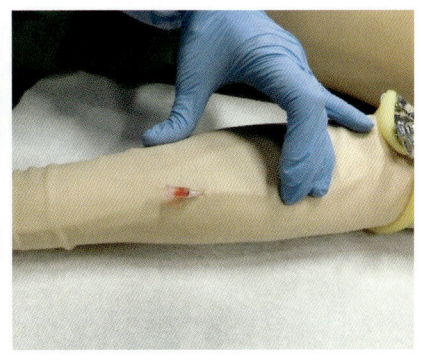

11. 穿刺した外筒先端部分の血管を押さえたまま、駆血帯を外す

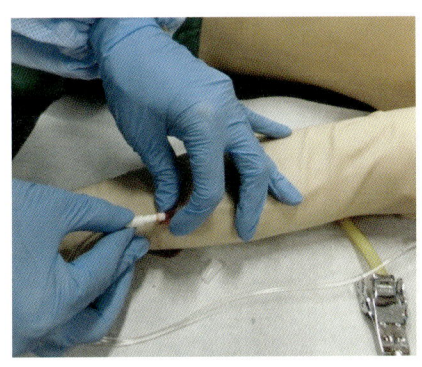

12. 輸液回路と静脈留置針を両手で確実に接続する。テープで固定するまでは静脈留置針から手を離さない

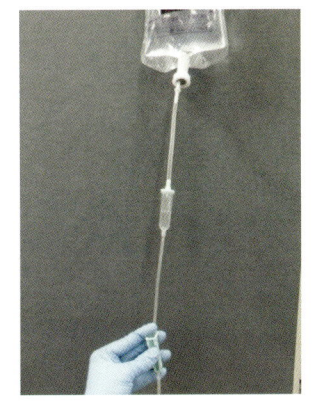

13. ローラークランプを開き、穿刺部の輸液漏れや皮下の腫れを確認する

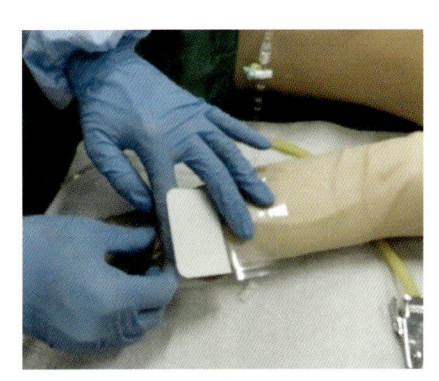

14. 穿刺部および輸液回路と静脈留置針の接合部をドレッシングテープで固定する

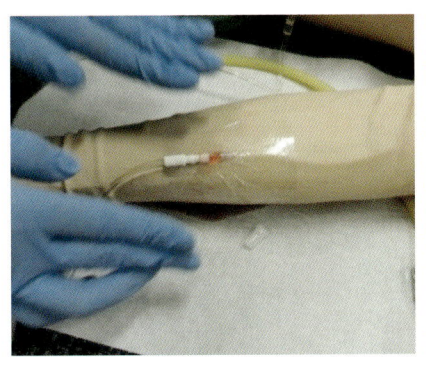

15. ドレッシングテープによる固定の前に静脈留置針の接合部を固定テープで仮固定してもよい

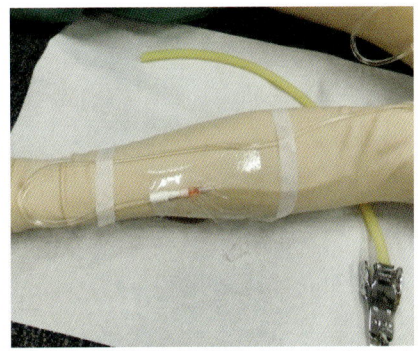

16. 輸液回路が外れないように、ループ固定を行う

静脈路確保の手順

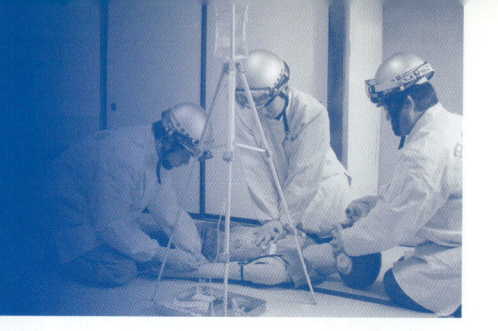

Ⅴ 薬剤投与

A 心停止傷病者へのアドレナリン投与

1．目 的
アドレナリンによる冠血流の増加作用によって、心拍再開を期待するものである。

2．適 応
国の示す標準プロトコールによるアドレナリン投与の対象は8歳以上の心臓機能停止傷病者であり、適応は以下のいずれかに該当するものとなっている。

1）心電図モニター波形で心室細動または無脈性心室頻拍を呈する例（目撃者の有無は問わない）
2）心電図モニター波形で無脈性電気活動（PEA）を呈する例（目撃者の有無は問わない）
3）心電図モニター波形で心静止を呈し、かつ目撃者のある例*
   *傷病者が目撃者のない心静止であった場合のアドレナリン投与は、地域メディカルコントロール協議会の定めるプロトコールに沿って行う

対象者の年齢が8歳以上とされているが、年齢が確認できない場合は、救急救命士が推定した年齢を指示医師に伝え、指示を仰ぐ。

初期心電図が心静止であってもCPR後に心電図がPEAや心室細動、無脈性心室頻拍に変化した場合は、アドレナリン投与の適応となる。

アドレナリン投与標準プロトコールを以下に示す。

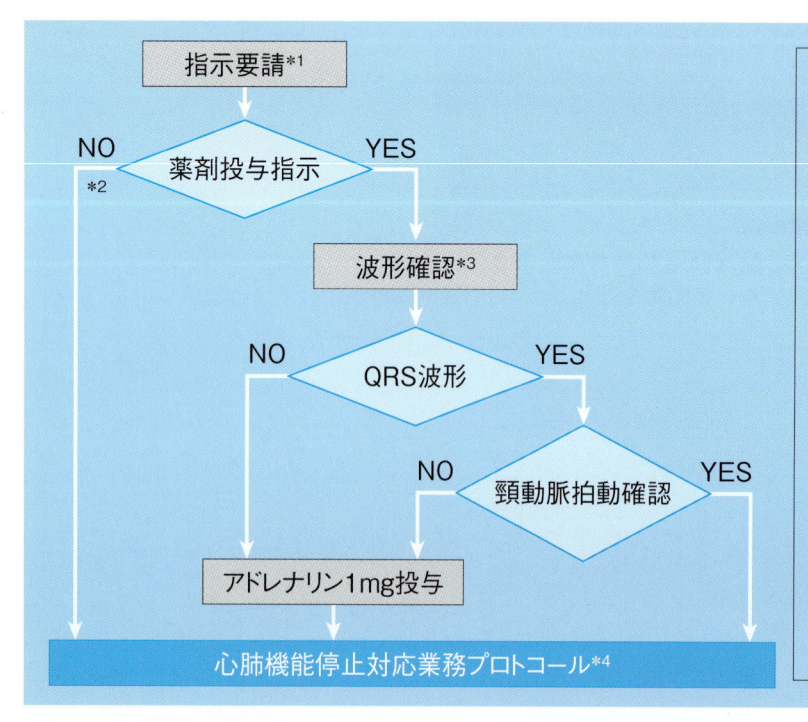

[フローチャート:
指示要請[*1] → 薬剤投与指示
  NO [*2] → （終了）
  YES → 波形確認[*3]
    QRS波形
      NO → アドレナリン1mg投与 → 心肺機能停止対応業務プロトコール[*4]
      YES → 頸動脈拍動確認
        NO → アドレナリン1mg投与 → 心肺機能停止対応業務プロトコール[*4]
        YES → 心肺機能停止対応業務プロトコール[*4]
]

[*1] アドレナリン投与の適応ありと判断した場合には、ただちに医師に指示要請をする。この際、迅速な投与を可能にするため並行して投与薬剤の準備を進める

[*2] 医師がアドレナリン投与を指示しなかった場合には、CPRを継続しつつ救急自動車内に収容し、速やかに医療機関の選定と搬送を行う。以後は、心肺機能停止対応業務プロトコールに従う

[*3] 医師がアドレナリン投与を指示した場合には、心電図モニターの波形を確認しプロトコールに従って薬剤を投与する。波形確認時のCPRの中断可（ただし、5～10秒以内にとどめる）

[*4] CPR中の約2分間ごとの波形確認を最優先して、アドレナリン投与に関係するすべての処置（アドレナリン投与の効果確認、アドレナリン投与後の除細動、薬剤追加投与）をCPR中の波形確認に合わせて行う

アドレナリン投与標準プロトコール

3．アドレナリンの薬理作用

心停止時の第一選択薬として使用されるアドレナリンは、α、β受容体を刺激するカテコラミンであるが、心停止患者には主にα作用を期待して投与させる。α作用による末梢血管の収縮により、冠血流（冠灌流圧）を増加させて、心拍再開を促す。また、同様の機序により脳血流を増加させる。病院前に限らず、心停止に対する第一選択薬として広く使用されている。

Point !
※アドレナリンの薬理作用を理解する。

4．アドレナリン製剤

救急救命士はプレフィルドシリンジ製剤のアドレナリンを使用している。プレフィルドシリンジ製剤は0.1%アドレナリン注射液（1 mg/1 mL）がシリンジ内に充填されている。ブリスター包装からシリンジを取り出しキャップを外し、三方活栓等に接続して使用する。

日本ではかつてエピネフリンと呼ばれていたが日本薬局方が2006（平成18）年4月に改正され、一般名がエピネフリンからアドレナリンに変更された。

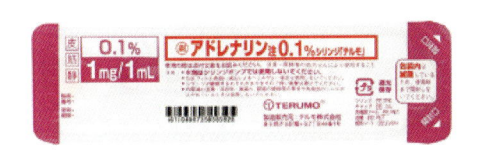

ブリスター包装 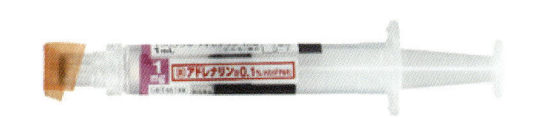　　　　　　　　　本体

〔写真提供：テルモ（株）〕

アドレナリン製剤

シール／キャップ／ガスケット／押子

プレフィルドシリンジの名称

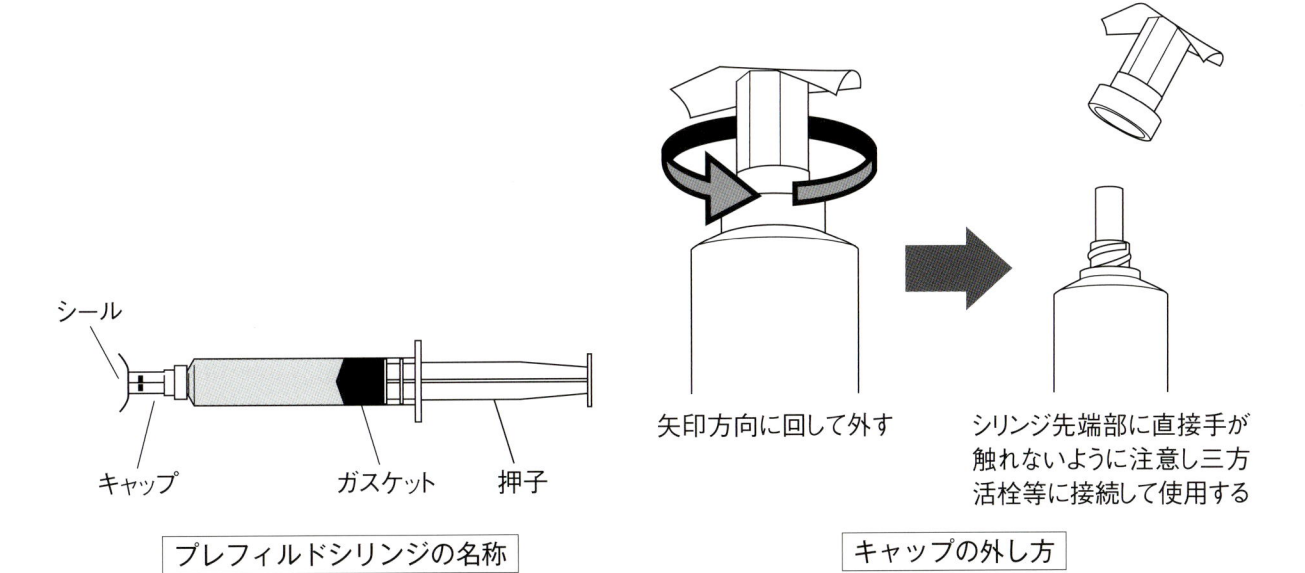

矢印方向に回して外す　　シリンジ先端部に直接手が触れないように注意し三方活栓等に接続して使用する

キャップの外し方

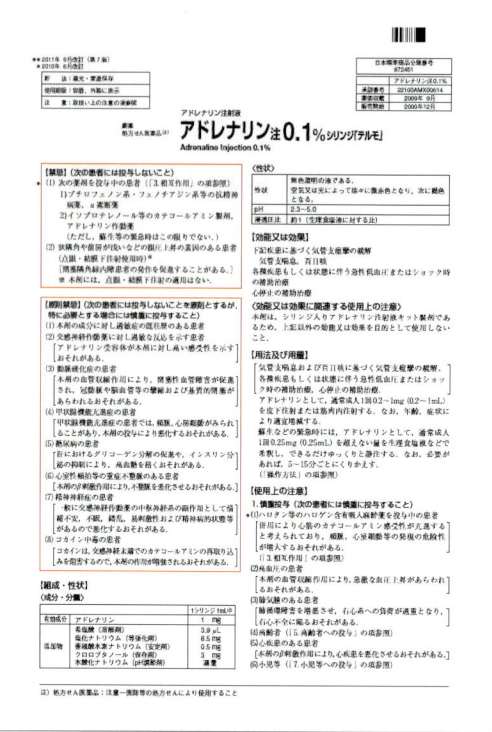

アドレナリン注0.1％シリンジ「テルモ」の添付書の一部

5．アドレナリンによる合併症

1）自己心拍再開後の心筋酸素需要量増大（血圧上昇と心拍数増加）による、心筋虚血や狭心症、急性心筋梗塞など
2）自己心拍再開後の頻脈性不整脈
3）血管外漏出による局所の壊死

> Point !
> ※アドレナリンによる合併症を理解する。

6．アドレナリンの保存と管理
（1）「医薬品、医療機器等の品質、有効性及び安全性の確保に関する法律」

　医薬品の保存と管理は「医薬品、医療機器等の品質、有効性及び安全性の確保に関する法律」（薬機法：旧薬事法）に定められている。

　薬機法は、「医薬品や医薬部外品、化粧品、医療機器及び再生医療等製品の品質、有効性及び安全性の確保並びにこれらの使用による保健衛生上の危害の発生及び拡大の防止のために必要な規制を行うとともに、医療上特にその必要性が高い医薬品、医療機器及び再生医療等製品の研究開発の促進のために必要な措置を講じることにより、保健衛生の向上を図ることを目的」としている。

　アドレナリンは薬機法上、劇薬に指定されている。薬機法第7章第1節（第44条〜第48条）には毒薬および劇薬の表示方法や交付、貯蔵方法などについて示され、貯蔵および陳列に関して以下のとおり示されている。

> 第48条（貯蔵及び陳列）業務上毒薬又は劇薬を取り扱う者は、これを他の物と区別して、貯蔵し、又は陳列しなければならない。

（2）保管方法について

　救急救命士が使用するアドレナリン注射液（アドレナリン注0.1シリンジ「テルモ」）の貯法は遮光・室温保存と規定されている。また安定性試験〔長期保存試験（室温、37カ月）〕の結果、通常の市場流通下において3年間安定であることが確認されている。

　救急車内の温度は夏場では室温以上となることがあり、直射日光があたる環境では50℃を超えることもある。よって、常にアドレナリンを救急車内に保管しておく場合には、温度環境に注意を払い、温度管理が可能な保管方法としなければならない。通常は消防署内で保管し、出動ごとに持ち出すなどの工夫が必要である。また、アドレナリンは劇薬のため、品質管理はもとより、無断に持ち出し等ができないように管理者を置き、使用本数や在庫数などを常に確認し、安全・確実に保管する体制を整えておく必要がある。

　救急現場で医薬品を多く使用する海外での保管の例を以下に示す。

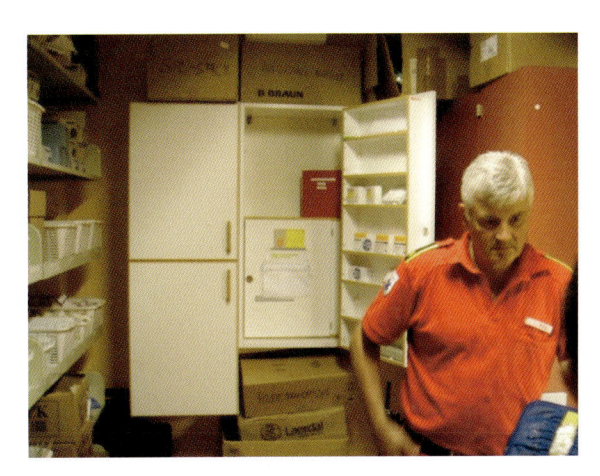

劇薬や麻薬は鍵付き保管庫で管理されている

医薬品専用の保管庫

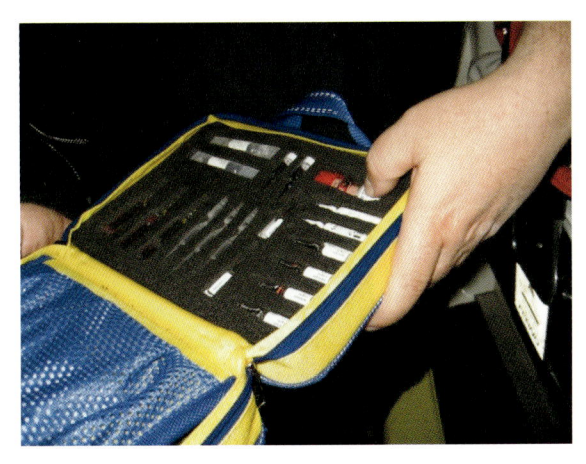

専用の医薬品バッグに収納されている　　　開封の確認ができるようにタグを付け管理している

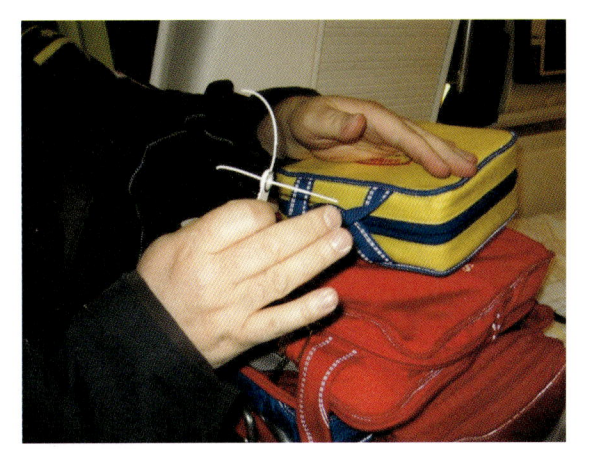

海外での医薬品管理の例

Point !
※アドレナリンは劇薬のため、厳重に管理する。

7．アドレナリン投与の手順

1）アドレナリン製剤の使用期限を確認する
2）シリンジの変形・損傷、薬液の色調の変化がないか確認する
3）三方活栓のキャップを外し、コックを開放して輸液を満たし、三方活栓内の空気を抜く
4）プレフィルドシリンジを三方活栓に接続する
5）プレフィルドシリンジと三方活栓の接合部を指で叩き、空気を抜く
6）心電図（PEAでは総頚動脈の脈拍）で心停止であることを確認後、三方活栓で輸液側を閉鎖し、アドレナリンを投与する
7）ローラークランプで輸液を全開滴下し、三方活栓で穿刺側を閉鎖し、輸液をシリンジに注入する
　　※シリンジの後押しの代わりに、クランプを全開にして20mL程度滴下する
8）三方活栓で輸液側を閉鎖し、シリンジ内の輸液を点滴ラインに注入する
9）三方活栓を元の状態に戻し、穿刺部位の薬剤の漏れや皮下の腫れを確認する
10）上肢を10〜20秒程度挙上する

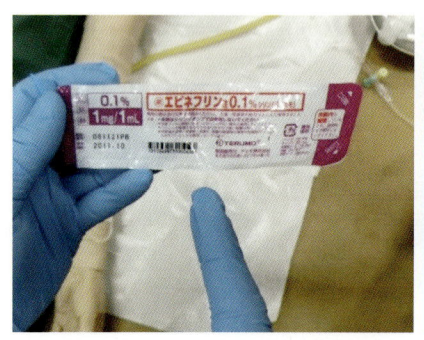

1．アドレナリンの使用期限を確認する

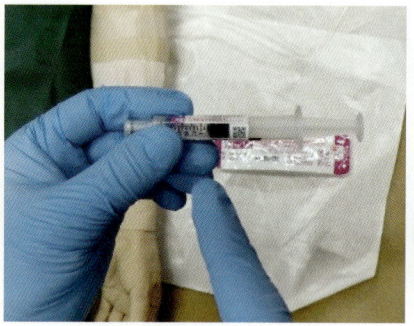

2．シリンジの変形・損傷、薬液の色調の変化がないか確認する

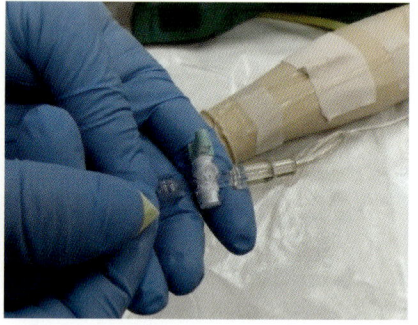

3．三方活栓のキャップを外し、コックを開放して輸液を満たし、三方活栓内の空気を抜く

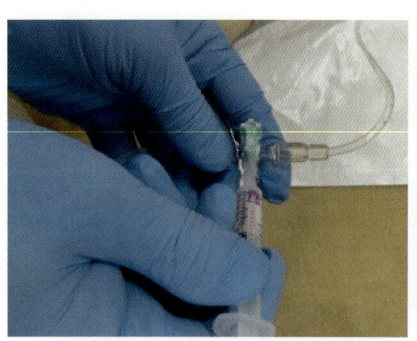

4．プレフィルドシリンジを三方活栓に接続する

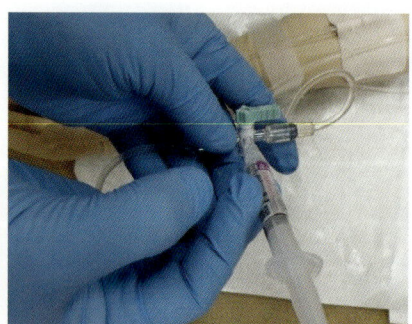

5．プレフィルドシリンジと三方活栓の接合部を指で叩き、空気を抜く

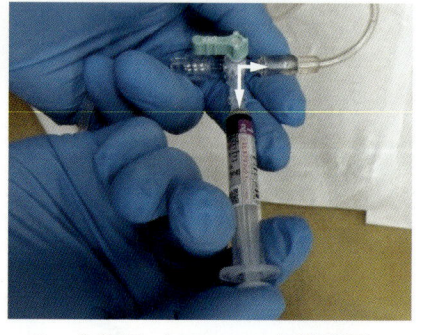

6．心電図（PEAでは総頚動脈の脈拍）で心停止であることを確認後、三方活栓で輸液側を閉鎖し、アドレナリンを投与する

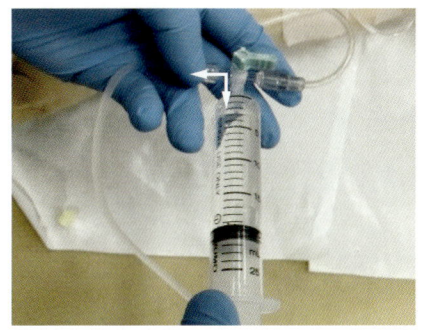

7. ローラークランプで輸液を全開滴下し、三方活栓で穿刺側を閉鎖し、輸液をシリンジに注入する

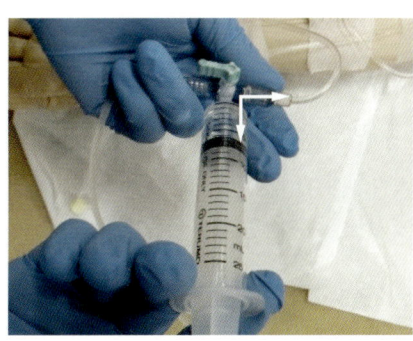

8. 三方活栓で輸液側を閉鎖し、シリンジ内の輸液を点滴ラインに注入する

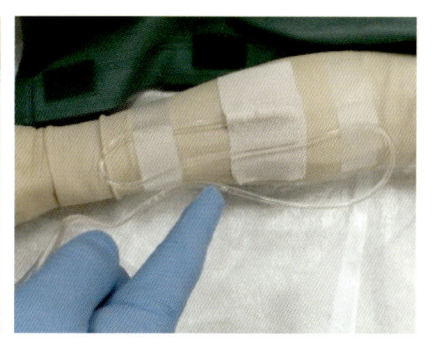

9. 三方活栓を元の状態に戻し、穿刺部位の薬剤の漏れや皮下の腫れを確認する

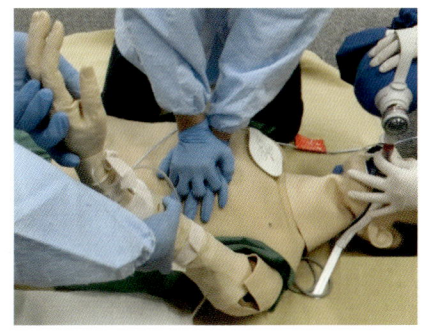

10. 上肢を10〜20秒程度挙上する

アドレナリン投与の手順

B　ブドウ糖溶液の投与

　2014（平成26）年1月31日、厚生労働省から「救急救命士法施行規則の一部を改正する省令」等が公布され、これにより同年4月1日から、心肺機能停止前の重度傷病者に対する静脈路確保および輸液と血糖測定・低血糖発作症例へのブドウ糖溶液の投与が実施できるようになった。

1．目　的
低血糖による中枢神経の機能低下に伴う意識障害の改善を目的とする。

2．適　応
以下は国が示した適応であるが、地域メディカルコントロール協議会で変更が可能としている。
次の2つをともに満たす傷病者。
　1）血糖値が50mg/dL未満
　2）15歳以上（推定も含む）
ブドウ糖溶液投与のプロトコールの例を次頁に示す。

```
意識障害
(JCS≧10を目安とする)
      ↓
   血糖測定の判断 ※1 ──該当しない──→ 通常の意識障害に対するプロトコールに従った活動
      ↓該当する
   血糖の測定
      ↓
   血糖値＜50mg/dL ──該当しない──┐
      ↓該当する                    │
   オンラインによる報告と指示要請※2  │
      ↓                           │
   静脈路確保とブドウ糖溶液投与指示 ──なし──┤
      ↓あり                        │
   静脈路確保の実施※3 ──確保できず──┤
      ↓確保                        │
   ブドウ糖溶液の静注※4             │
      ↓                           │
   搬送開始もしくは搬送先の選定※5 ←─┘
```

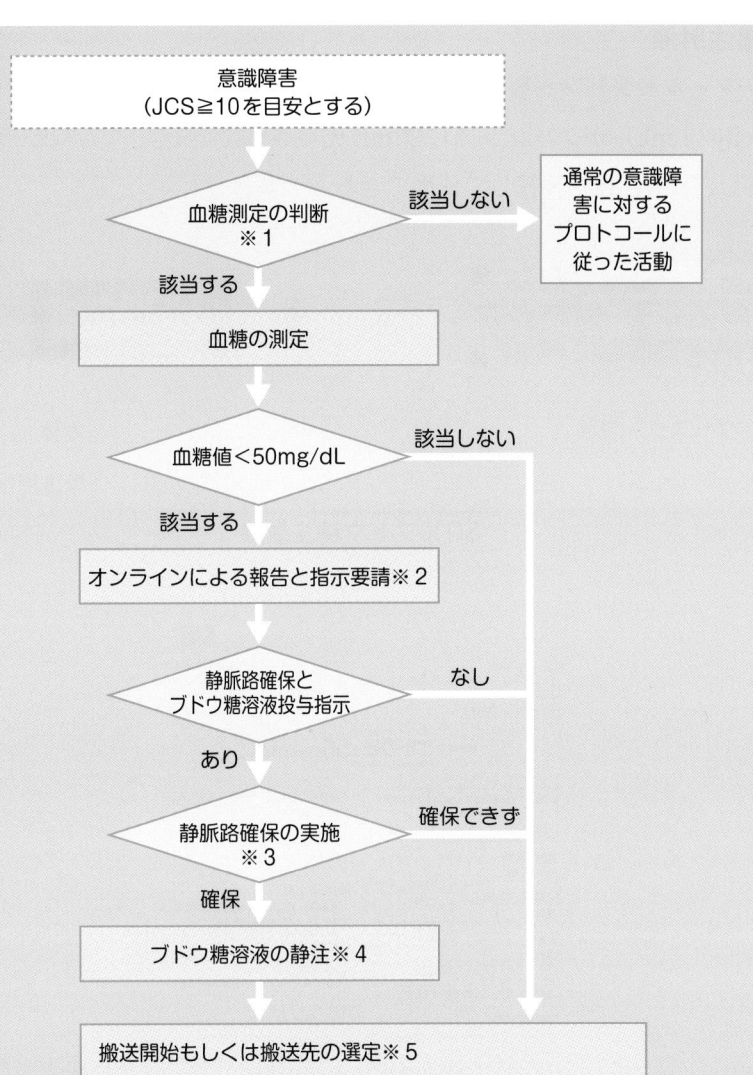

1．基本的な事項
- 各地域の意識障害に対する活動プロトコールに組み込んで活用する
- 状況によって，処置の実施よりも迅速な搬送を優先する

2．対象者
（1）血糖の測定
①次の2つをともに満たす傷病者（※1）
- 意識障害（JCS≧10を目安とする）を認める
- 血糖測定を行うことによって意識障害の鑑別や搬送先選定等に利益があると判断される

※ただし，くも膜下出血が疑われる例など穿刺による痛み刺激が不適切と考えられる場合は対象から除外する

②上記①による血糖の測定後に，医師により再測定を求められた傷病者

（2）静脈路確保とブドウ糖溶液の投与
次の2つをともに満たす傷病者（※2）
- 血糖値が50mg/dL未満である
- 15歳以上である（推定も含む）

3．留意点
- 「静脈路確保とブドウ糖溶液の投与」は特定行為であり，医師による事前の具体的指示を必要とする（※2）
- 「血糖の測定」については特定行為ではないため具体的指示は必ずしも必要ない。ただし，血糖の測定を試みた場合は，オンラインMCの医師，もしくは搬送先医療機関の医師等に，血糖測定の実施とその結果等を報告する（※2，5）
- 医師は，ブドウ糖溶液の投与の適応を確認し指示する
- 静脈路確保にいたずらに時間を費やさないように留意し，静脈路確保が困難であると判断された場合などは，搬送を優先してよい（※3）
- 穿刺針の太さ（ゲージ）は傷病者の状態などにより選択する（※3）
- 輸液の速度は，維持輸液（1秒1滴程度）を目処とする（※3）
- ブドウ糖溶液の投与は50％ブドウ糖溶液40mLを原則とするが，必要に応じて減量する（※4）
- 傷病者の状況，観察所見，実施した処置，その結果などをオンラインMCの医師，もしくは搬送先医療機関の医師等に報告する（※5）
- 医師の指示に応じ，血糖の再測定をしてもよい

「心肺機能停止前の重度傷病者に対する血糖測定及び低血糖発作症例へのブドウ糖溶液の投与」
標準プロトコール

3．50％ブドウ糖注射液

救急救命士はプレフィルドシリンジ製剤のブドウ糖を使用している。プレフィルドシリンジ製剤は50％ブドウ糖注射液（0.5g/1mL）がシリンジ内に20mL充填されている。ブリスター包装からシリンジを取り出しキャップを外し、三方活栓に接続して使用できる。

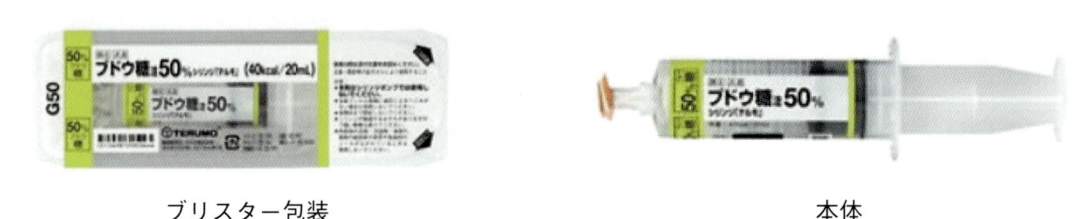

ブリスター包装　　　　　　　　　　　　　　本体

〔写真提供：テルモ（株）〕

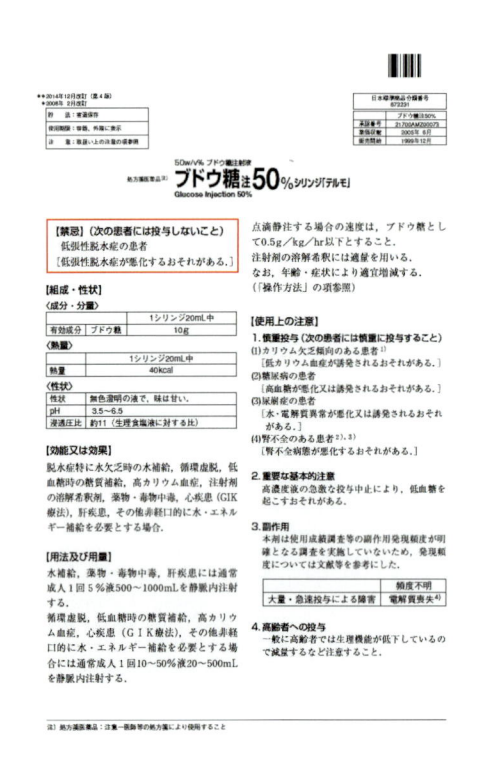

50％ブドウ糖注射液

ブドウ糖注50％シリンジ「テルモ」の添付書の一部

4．50％ブドウ糖注射液による合併症

50％ブドウ糖注射液は浸透圧が生理食塩液に比べて約11倍高い高浸透圧製剤であるため、以下の合併症を引き起こすことがある。

1）血管内注射による強い血管痛
2）血管外漏出による組織障害
3）ごくまれではあるが、高齢者や乳児の細い血管に投与された際の静脈炎や皮膚潰瘍の形成

> **Point !**
> ※50％ブドウ糖注射液による合併症を理解する。

5．ブドウ糖溶液投与の注意点

　低血糖傷病者に対して、原則50％ブドウ糖溶液を40mL静注するので、20mLシリンジを2回投与することとなる。合併症にも示したように、ブドウ糖溶液は浸透圧が高いため、強い血管痛を生じることが多い。よって、1本あたり90秒以上、2本の投与完了まで3分以上かけてゆっくり投与する。ブドウ糖溶液投与の実証研究や運用している救急救命士によれば、ブドウ糖溶液投与のコツとして、実際は2本の50％ブトウ糖注射液を3分以上の時間をかけて、かなりゆっくり投与することで、傷病者が血管痛を訴えないようである。また、投与開始直後は投与しようとシリンジを押しても強い抵抗があるため、投与開始直後は多少強めにシリンジを押すことで、あとの投与が比較的容易となる。

　低血糖傷病者は不穏状態であることが多く、傷病者が血管痛などで暴れて静脈路を抜こうとするなどの行為があるため、傷病者の静脈路側の上肢をしっかり保持し、さらに暴れる場合は頭部と肩も保持する。

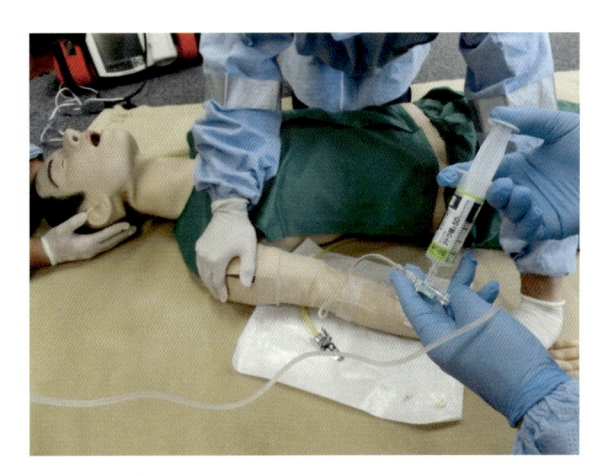

傷病者が不穏等で暴れる場合は頭部と肩も同時に保持する

ブドウ糖溶液投与時の傷病者の保持

Point !
※50％ブドウ糖注射液20mLシリンジ2本を3分以上かけてゆっくり投与する。
※傷病者の静脈路確保側の上肢を保持する。
※傷病者が暴れる場合は、頭部と肩も同時に保持する。

6．ブドウ糖溶液の投与の手順

1）容器を確認しシリンジを取り出す
2）使用期限を確認し、シリンジの変形・損傷、薬液の色調変化がないか確認する
3）他の隊員に静脈路確保側の上肢、または頭部・肩の保持を指示する
4）シリンジの保護シールを外し、三方活栓に接続する
5）投与前の穿刺部位の皮下の腫れを確認する
6）三方活栓で輸液側を閉鎖し、2本を3分以上かけて投与する（1本90秒以上）
7）穿刺部位付近での薬剤の漏れや皮下の腫れを確認する

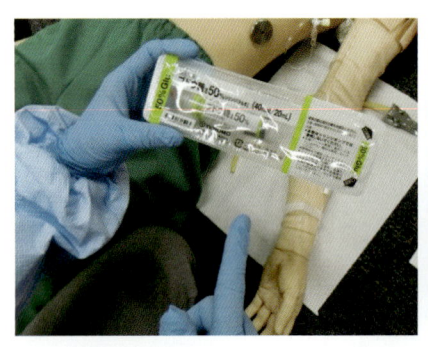

1．容器を確認しシリンジを取り出す

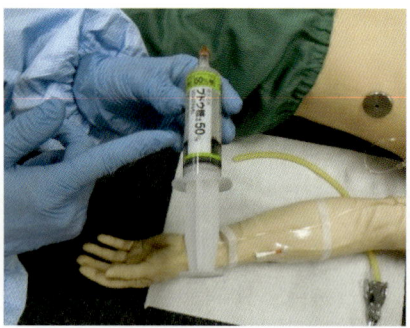

2．使用期限を確認し、シリンジの変形・損傷、薬液の色調変化がないか確認する

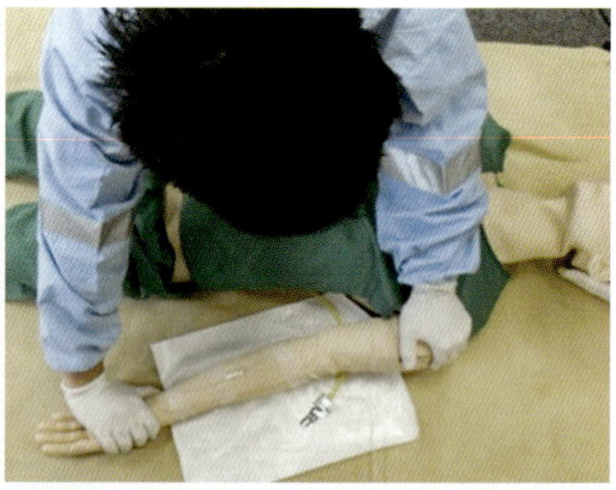

3．他の隊員に静脈路確保側の上肢、または頭部・肩の保持を指示する

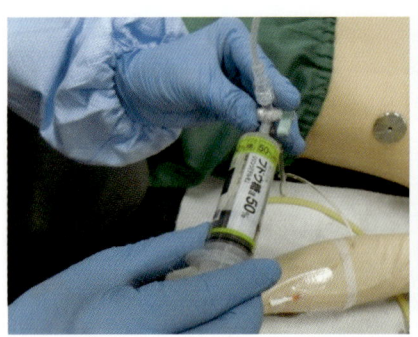

4．シリンジの保護シールを外し、三方活栓に接続する

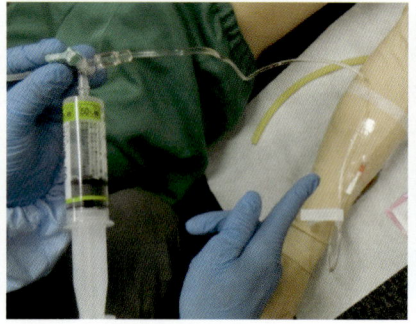

5．投与前の穿刺部位の皮下の腫れを確認する

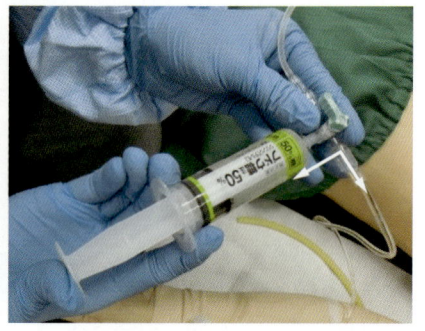

6．三方活栓で輸液側を閉鎖し、2本を3分以上かけて投与する（1本90秒以上）

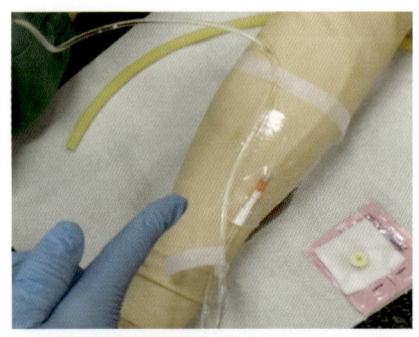

7．穿刺部位付近での薬剤の漏れや皮下の腫れを確認する

ブドウ糖溶液の投与の手順

おわりに

　本書は、救急救命士からの伝承に頼ることが多かった特定行為の知識や技術について、あらためて教書としてまとめたものである。特定行為を行う救急救命士はもとより、同時に特定行為をサポートする救急隊員の知識や技術の向上なくしては、円滑な救急現場活動は行えない。救急救命士とその特定行為をサポートする救急隊員にもぜひ本書を活用し、円滑な救急現場活動を遂行していただきたい。

　本書は基本的な知識と手技を解説している。地域メディカルコントロール協議会や養成施設等での手技や手順など細かな相違点があれば逐次修正し活用していただきたい。また、日常の救急現場活動や事後検証などでフィードバックされた事項や救急現場活動での工夫等があれば、本書にさらに加えたいと考えているので一報いただければ幸いである。

　本書で得た知識と技術が救急現場活動で活かされ、傷病者の救命率向上や病態の改善の一助となることを切に願うものである。

付録　チェックシート

ラリンゲアルマスク

　　　　　　　　　　　　　　　　　　　　　　　　　　　　　　　　　　　　　　yes　no
・適応サイズを把握している　　　　　　　　　　　　　　　　　　　　　　　　　　□　　□

サイズ	適応体重の目安	
1	新生児・乳幼児	5 kg 未満
1.5	乳幼児・小児	5～10 kg
2	小児	10～20 kg
2.5	小児	20～30 kg
3	小児/成人	30～50 kg
4	成人	50～70 kg
5	成人	70～100 kg
6	成人	100 kg 以上

・カフに空気を注入し、カフの変形と空気漏れを確認した　　　　　　　　　　　　□　　□
・パイロットバルーンをつまみ、空気漏れがないかを確認した　　　　　　　　　　□　　□
・カフを示指・中指・環指で押さえて脱気し、挿入しやすい形状にした　　　　　　□　　□
・カフの背面に潤滑ゼリーを塗布した　　　　　　　　　　　　　　　　　　　　　□　　□
・カフの先端がめくれないように硬口蓋に沿わせ正中に挿入した　　　　　　　　　□　　□
・チューブを挿入後さらにチューブ先端を咽頭奥に挿入した　　　　　　　　　　　□　　□
・パイロットバルーンから空気を挿入した　　　　　　　　　　　　　　　　　　　□　　□
・バッグ・バルブ・マスクに接続し、送気音および胸部の挙上を確認した　　　　　□　　□
・テープで正中位に固定した　　　　　　　　　　　　　　　　　　　　　　　　　□　　□

i-gel

　　　　　　　　　　　　　　　　　　　　　　　　　　　　　　　　　　　　　　yes　no
・適応サイズを把握している　　　　　　　　　　　　　　　　　　　　　　　　　□　　□

サイズ	適応体重の目安	
1	新生児	2～5 kg
1.5	新生児・小児	5～12 kg
2	小児	10～25 kg

2.5	小児・成人（小）	25～35 kg
3	成人（小）	30～60 kg
4	成人（中）	50～90 kg
5	成人（大）	90 kg 以上

	yes	no
・カフの背面、両側面および前部に潤滑ゼリーを塗布した	☐	☐
・バイトブロックの部分を把持し、硬口蓋に沿って挿入した	☐	☐
・抵抗があればカフ先端を少し回転させながら挿入した	☐	☐
・挿入できない場合は速やかに抜去した	☐	☐
・バッグ・バルブ・マスクに接続し、送気音および胸部の挙上を確認した	☐	☐
・テープで正中位に固定した	☐	☐

ラリンゲルチューブ®

	yes	no
・適応サイズを把握している	☐	☐

サイズ	適応体重と身長の目安	
0	新生児	5 kg まで
1	幼児	5～12 kg
2	小児	12～25 kg
2.5	小児	125～150 cm
3	成人（小）	155 cm 未満
4	成人（中）	155～180 cm
5	成人（大）	180 cm 以上

	yes	no
・カフに空気を注入し、カフの変形と空気漏れを確認した	☐	☐
・パイロットバルーンをつまみ、空気漏れがないかを確認した	☐	☐
・空気漏れを確認後、カフの空気を抜いた	☐	☐
・換気口を塞がないよう注意し、潤滑ゼリーを咽頭カフと食道カフの両方に塗布した	☐	☐
・頭位を中間位にし、片手で舌と下顎を軽く持ち上げた	☐	☐
・チューブ先端を硬口蓋の曲面に沿わせ挿入した	☐	☐
・挿入時に抵抗がある場合は速やかに抜去した	☐	☐
・ティースマーク（黒いライン）が門歯に位置するまで挿入した	☐	☐
・サイズに合った量の空気を注入した	☐	☐
・バッグ・バルブ・マスクに接続し、送気音および胸部の挙上を確認した	☐	☐
・テープで正中位に固定した	☐	☐

コンビチューブ®

・適応サイズを把握している　　　　　　　　　　　　　　　　　　　　　　yes　no

サイズ	適応身長の目安
SAサイズ	122〜155cm
標準サイズ	150cm以上

・咽頭カフ用パイロットバルーン（青色）から空気を注入しカフの変形と空気漏れを確認した
・食道カフ用パイロットバルーン（白色）から空気を注入しカフの変形と空気漏れを確認した
・パイロットバルーンをつまみ、空気漏れがないかを確認した
・カフの空気を抜いた
・チューブの食道カフから咽頭カフの下半分まで潤滑ゼリーを塗布した
・傷病者の頭位を中間位とし、片手で舌と下顎を軽く持ち上げた
・チューブ先端を硬口蓋の曲面に沿わせ挿入した
・挿入時に抵抗がある場合は速やかに抜去した
・リングマークが門歯に位置するまで挿入した
・咽頭カフ（青色）、次いで食道カフ（白色）に空気を入れた
・バッグ・バルブ・マスクに接続し、送気音および胸部の挙上を確認した
・テープで正中位に固定した

スミウェイWB®

　　　　　　　　　　　　　　　　　　　　　　　　　　　　　　　　　　yes　no

・使用適応の身長がいえる（成人で130〜185cm）
・カフに空気を注入し、カフの変形と空気漏れを確認した
・パイロットバルーンをつまみ、空気漏れがないかを確認した
・カフの空気をシリンジで抜いた
・チューブ先端部分から食道カフ中央付近まで潤滑ゼリーを塗布した
・左手の母指で舌を顎側に押さえ、残り4本の指で顎を軽く持ち上げた
・チューブ先端を硬口蓋の曲面に沿わせ挿入した
・挿入時に抵抗がある場合は速やかに抜去した
・目盛線が傷病者の門歯に達するまで挿入した
・食道カフ（黄ラベル）に約20mLの空気を注入した
・咽頭カフ（青ラベル）に約80mLの空気を注入した
・バッグ・バルブ・マスクに接続し、送気音および胸部の挙上を確認した
・テープで正中位に固定した

気管挿管

	yes	no

・適応外のケースを把握している　☐　☐
　①状況から頸髄損傷が強く疑われる事例
　②頭部後屈困難例
　③開口困難と考えられる例
　④喉頭鏡挿入困難例
　⑤喉頭鏡挿入後喉頭展開困難例
　⑥その他の理由による声帯確認困難例
　⑦時間を要する、もしくは要すると考えられる例
　⑧その他、担当救急救命士が気管挿管不適と考えた例
・喉頭鏡の点灯を確認した　☐　☐
・カフに空気を注入し、カフの変形と空気漏れを確認した　☐　☐
・パイロットバルーンをつまみ、空気漏れがないかを確認した　☐　☐
・カフを押さえ変形や漏れがないことを確認し、空気を完全に脱気した　☐　☐
・エアウェイチェッカーの密着と再膨張を確認した　☐　☐
・スタイレットの形状を作成した　☐　☐
・滅菌ガーゼに潤滑ゼリーを滴下し、スタイレットに塗布した　☐　☐
・スタイレットをチューブに挿入した　☐　☐
・スタイレット先端がチューブの先端を越えていないことを確認した　☐　☐
・滅菌ガーゼに潤滑ゼリーを滴下し、カフ部分に塗布し、チューブを滅菌パックに再度入れた　☐　☐
・傷病者の後頭部に枕を入れ、スニッフィングポジションをとった　☐　☐
・指交差法またはオトガイ下方圧迫法で開口した　☐　☐
・右口角から喉頭鏡のブレードを挿入し舌を左に圧排しブレードの先を喉頭蓋谷に進めた　☐　☐
・声門を確認後に声門から目を離すことなくチューブを受け取った　☐　☐
・コーマックグレードが1でない場合BURP法を試みた　☐　☐
・右口角からチューブを正中に対し約45°の角度で挿入した　☐　☐
・チューブ先端を声門入口まで進めた　☐　☐
・チューブ先端が声門入口を通過したら補助者にスタイレットを抜去させた　☐　☐
・カフの近位端が声門を1〜2cm通過するまでチューブを進めた　☐　☐
・門歯位置を確認後、カフに空気を注入させた　☐　☐
・適正な門歯位置がいえる（男性約20〜24cm、女性約19〜22cm）　☐　☐
・バッグ・バルブ・マスクを装着し、送気状態を確認した　☐　☐
　①胸部の挙上
　②心窩部のゴボゴボ音
　③前胸部送気音の有無・左右差
　④側胸部送気音の有無・左右差
・カプノメータを接続した　☐　☐

・〔カプノメータがない場合〕エアウェイチェッカーが4秒以内に再膨張することを確認した	☐	☐
・〔カプノメータがない場合〕呼気二酸化炭素検出器を装着し、呼気二酸化炭素の排出を確認した	☐	☐
・専用固定具でチューブを固定した	☐	☐
・枕を取り、再度専用固定具のベルトを締め直した	☐	☐
・合併症がいえる	☐	☐

　①食道挿管
　②片肺挿管
　③喉頭鏡あるいは気管内チューブによる歯牙損傷、上気道損傷
　④挿管操作の延長による低酸素血症
　⑤頸椎症患者の頸部過伸展による頸椎骨折
　⑥外傷症例において頸髄損傷の悪化
　⑦無理な挿管操作、過剰な加圧による気胸の発症や既存の気胸の増悪

エアウェイスコープ®の挿入

	yes	no
・本体の電源を入れ、モニタ画面とターゲットマークの表示を確認した	☐	☐
・スコープ先端の照明の点灯を確認した	☐	☐
・イントロック®を取り付け、医療用曇り止めをスコープ窓に塗布した	☐	☐
・気管内チューブのカフ部分に潤滑ゼリーを塗布した	☐	☐
・気管内チューブガイド溝に潤滑ゼリーを塗布し、気管内チューブガイド溝に沿って滑らせるように気管内チューブを差し込んだ（スコープ先端部に潤滑ゼリーが付着した場合は拭き取った）	☐	☐
・先端を適切な位置にセットし、気管内チューブをフックに固定した	☐	☐
・電源を入れ、モニタ画面と照明部を確認し本体中央部を保持した	☐	☐
・傷病者の口をできるだけ大きく開口し、イントロック®の喉頭展開板を直接目視し、口腔正中からイントロック®の湾曲に沿って挿入した	☐	☐
・挿入状態を確認しながら、本体が正中に位置するように調整した	☐	☐
・モニタ画面で喉頭蓋を確認し、イントロック®を喉頭蓋の下側へ滑り込ませ、ゆっくりと喉頭蓋を持ち上げた	☐	☐
・モニタ画面のターゲットマークが声門に位置するようにイントロック®の角度・深さを調節した	☐	☐
・モニタ画面のターゲットマークに声門を合わせ、気管内チューブ先端を気管に挿入した	☐	☐
・モニタ画面で気管内チューブが声門マーカーまで挿入されたことを確認した	☐	☐
・カフに空気を注入し、バッグ・バルブ・マスクで送気し、胸部の挙上と送気の確認をした	☐	☐
・チューブガイドから気管内チューブを外し、右口角で気管内チューブを確実に保持し、イントロック®を口腔外へ抜去した	☐	☐

エアトラック®の挿入

	yes	no
・適応する気管内チューブのサイズに合ったタイプを選んだ	☐	☐
・スイッチを入れ、先端のライトの点灯を確認した	☐	☐
・気管内チューブに潤滑ゼリーを塗布した	☐	☐
・気管内チューブの先端がチューブガイド先端に位置するようにチューブガイドに気管内チューブを滑り込ませた	☐	☐
・エアトラック®先端部の周囲に潤滑ゼリーを塗布した	☐	☐
・中咽頭に舌を押し込まないよう、傷病者の正中線に沿って硬口蓋に沿わせチューブガイドを挿入した	☐	☐
・正中線を保ちながら、中咽頭まで挿入した	☐	☐
・画面を覗きながら、ゆっくりと舌根部に沿って垂直位になるようにし咽頭内を進め、ブレード先端を喉頭まで進めた	☐	☐
・喉頭蓋を確認し、喉頭蓋谷に向かってさらにブレードの先を進め、喉頭蓋が画面の視野画面の中央にみえるように調整した	☐	☐
・声帯が画面の視野画面の中央にみえるように微調整し、その状態を保持しながら、気管内チューブをチューブガイドから徐々に押し進めた	☐	☐
・気管内チューブの先端が声帯を通過し、さらにカフが通過するのを確認し、チューブの深さを確認した	☐	☐

輸液回路の準備

	yes	no
・資器材の準備ができた	☐	☐
①輸液バッグ（乳酸リンゲル液）		
②輸液回路（三方活栓付）		
③駆血帯		
④アルコール綿		
⑤静脈留置針		
⑥ドレッシングテープ		
⑦固定用テープ		
⑧静脈留置針廃棄容器		
・輸液回路の使用期限、密封状態を確認した	☐	☐
・輸液回路の入った袋の封を切り、輸液回路を横にスライドさせて取り出した	☐	☐
・輸液回路のよじれを確認した	☐	☐
・三方活栓を開放し作動状態を確認した	☐	☐
・クランプをチャンバーの5～10cm下の位置に調節し、閉鎖した	☐	☐

- 輸液製剤の品名、使用期限、色調、密封状態を確認した ☐ ☐
- 輸液バッグを点滴スタンドにかけ、輸液回路針刺入部のシールをはがした ☐ ☐
- 針刺入部のシールをはがした後は刺入部に触れなかった ☐ ☐
- 輸液回路針刺入部から針を挿入した ☐ ☐
- チャンバーを圧縮し、チャンバー内に1/3～1/2程度輸液を充填した ☐ ☐
- クランプを開放し輸液回路内の空気を抜いた ☐ ☐
- 輸液回路の先端を輸液回路の袋に収めた ☐ ☐

静脈路確保

yes　no

- 駆血帯を穿刺部より中枢側に巻き、うっ血を確認した ☐ ☐
- 穿刺部をアルコール綿で消毒した ☐ ☐
- 穿刺部の静脈に応じた太さの静脈留置針を選択し、カット面を上にして保持した ☐ ☐
- 静脈路確保側の腕を保持した* ☐ ☐
- 消毒した部位に触れることなく手指で皮膚を末梢側に引き緊張させた ☐ ☐
  （カウンタートラクション）
- 静脈留置針のカット面を上にして皮膚面に対して約15°の角度で皮膚を穿刺した ☐ ☐
- さらに刺入して、針先で血管壁を貫き、バックフローを確認した ☐ ☐
- 針を寝かせて数mm進め、外筒を血管内へ進めた ☐ ☐
- カウンタートラクションを解き、内筒を保持したままテフロン部分がすべて挿入されるまで ☐ ☐
  外筒を進めた
- 挿入した外筒の先端があると思われる部分の血管を押さえ、内筒を抜いた ☐ ☐
- 内筒を専用の廃棄容器に捨てた ☐ ☐
- 外筒先端部分の血管を押さえたまま、駆血帯を外した ☐ ☐
- 輸液回路と静脈留置針を両手で確実に接続した ☐ ☐
- クランプを開き、穿刺部の輸液漏れや皮下の腫れを確認した ☐ ☐
- 穿刺部および輸液回路と静脈留置針の接合部をドレッシングテープで固定した ☐ ☐
- 輸液回路が外れないように、ループ固定を行った ☐ ☐

*心肺機能停止前の傷病者に対する静脈路確保時には必須

アドレナリンの投与

	yes	no
・合併症がいえる	☐	☐
①自己心拍再開後の心筋酸素需要量の増大（血圧上昇・心拍数増加）による心筋虚血や狭心症、急性心筋梗塞など		
②自己心拍再開後の頻脈性不整脈		
③血管外漏出による局所の壊死		
・アドレナリン製剤の使用期限を確認した	☐	☐
・シリンジの変形・損傷、薬液の色調の変化がないか確認した	☐	☐
・三方活栓のキャップを外した	☐	☐
・コックを開放し輸液を満たし、三方活栓内の空気を抜いた	☐	☐
・プレフィルドシリンジを三方活栓に接続した	☐	☐
・プレフィルドシリンジと三方活栓の接合部を指で叩き、空気を抜いた	☐	☐
・心電図（PEAでは総頸動脈の脈拍）で心停止であることを確認した	☐	☐
・三方活栓で輸液側を閉鎖し、アドレナリンを投与した	☐	☐
・クランプで輸液を全開滴下した	☐	☐
・三方活栓で穿刺側を閉鎖し、輸液をシリンジに注入した	☐	☐
・クランプを全開にして20mL程度を滴下した	☐	☐
・三方活栓で輸液側を閉鎖し、シリンジ内の輸液を点滴ラインに注入した	☐	☐
・三方活栓を元の状態に戻した	☐	☐
・穿刺部位の薬剤の漏れや皮下の腫れを確認した	☐	☐
・上肢を10〜20秒程度挙上した	☐	☐

ブトウ糖溶液の投与

	yes	no
・合併症がいえる	☐	☐
①血管内注射による強い血管痛		
②血管外漏出による組織障害		
③静脈炎や皮膚潰瘍（高齢者や乳児の細い血管の場合）		
・容器を確認しシリンジを取り出した	☐	☐
・使用期限を確認し、シリンジの変形・損傷、薬液の色調の変化がないか確認した	☐	☐
・他の隊員に静脈路確保側の上肢、または頭部・肩の保持を指示した	☐	☐
・シリンジの保護シールを外し、三方活栓に接続した	☐	☐
・投与前の穿刺部位の皮下の腫れを確認した	☐	☐
・三方活栓で輸液側を閉鎖し、2本を3分以上かけて投与した（1本90秒以上）	☐	☐
・穿刺部位付近での薬剤の漏れや皮下の腫れを確認した	☐	☐

編著者略歴

1963年　島根県生まれ
1985年　出雲市外4町広域消防組合消防本部（現出雲市消防本部）採用
1993年　救急救命士資格取得
2005年　島根県消防学校教官
2006年　国士舘大学体育学部スポーツ医科学科講師
2009年　京都橘大学現代ビジネス学部現代マネジメント学科救急救命コース准教授
2013年より現職　博士（学術）

日本臨床救急医学会評議員
日本集団災害医学会評議員
救急救命士国家試験のあり方等に関する検討会委員
救急救命士国家試験出題基準委員会委員
救急救命士試験作成委員　など

医学監修

畑中　哲生　（救急救命九州研修所教授）
田邉　晴山　（救急救命東京研修所教授）

編集協力

山本　弘二　広島国際大学保健医療学部医療技術学科救急救命学専攻准教授
　　　　　　（気管挿管、薬剤投与認定救急救命士）
竹井　豊　　広島国際大学保健医療学部医療技術学科救急救命学専攻准教授
　　　　　　（気管挿管、薬剤投与、拡大2行為認定救急救命士）
友安　陽子　広島国際大学大学院医療・福祉科学研究科（東広島市消防局）
　　　　　　〔気管挿管（ビデオ硬性喉頭鏡含む）、薬剤投与認定救急救命士〕

JCOPY	〈(社)出版者著作権管理機構 委託出版物〉

本書の無断複写は著作権法上での例外を除き禁じられています．
複写される場合は，そのつど事前に，下記の許諾を得てください．
(社)出版者著作権管理機構
TEL. 03-3513-6969　FAX. 03-3513-6979　e-mail：info@jcopy.or.jp

救急現場活動シリーズ・4
特定行為

定価（本体価格 2,000 円＋税）

2015 年 12 月 1 日　第 1 版第 1 刷発行

編　　著　安田　康晴
医学監修　畑中　哲生／田邉　晴山
発 行 者　長谷川恒夫
発 行 所　株式会社へるす出版
　　　　　〒164-0001　東京都中野区中野 2-2-3
　　　　　電話　（03）3384-8035（販売）　（03）3384-8177（編集）
　　　　　振替　00180-7-175971
印 刷 所　広研印刷株式会社

©2015 Printed in Japan　　　　　　　　　　　　　　　〈検印省略〉
乱丁，落丁の際はお取り替えいたします．
ISBN978-4-89269-845-3